NOTES

Day 1 (Date: 6/17/17)

TIME	BREAKFAST	CAL	FAT	CARB	PRO
11	Coffee & creamer	3	g	g	g
12	Odwalla Protein Shake	370	6 g	46 g	32 g
			g	g	g
			g	g	g
	SNACK	**CAL**	**FAT**	**CARB**	**PRO**
	Nat. Valley Protein Bar	190	12 g	14 g	14 g
			g	g	g
			g	g	g
	LUNCH	**CAL**	**FAT**	**CARB**	**PRO**
2:30	Sardines in Olive Oil	180	10 g	0 g	22 g
	Rye bread 2	166	2 g	30 g	6 g
	cherry tomatoes		2 g	g	g
			g	g	g
			g	g	g
	SNACK	**CAL**	**FAT**	**CARB**	**PRO**
			g	g	g
			g	g	g
			g	g	g
	DINNER	**CAL**	**FAT**	**CARB**	**PRO**
7:30	Guacamole & pico de gallo 1/4c	est 120	10 g	16 g	12 g
	White Corn Tortilla Chips 16	140	7 g	19 g	2 g
	Lean Cuisine Chick Enchilada Suiza	280	4 g	51 g	10 g
	iced tea		g	g	g
			g	g	g
	SNACK	**CAL**	**FAT**	**CARB**	**PRO**
	10 cherries	43	1/2 g	g	1/2 g
			g	g	g
			g	g	g
	TOTALS	1489	51 1/2	166	88 1/2

NOTES:

WATER (8-12 oz. per serving)

𝍸 I				

Sun Day 2 (Date: 6/18/17)

TIME	BREAKFAST	CAL	FAT	CARB	PRO
	Coffee & creamer		g	g	g
			g	g	g
			g	g	g
			g	g	g
	SNACK	**CAL**	**FAT**	**CARB**	**PRO**
			g	g	g
			g	g	g
			g	g	g
	LUNCH	**CAL**	**FAT**	**CARB**	**PRO**
12:30	Whole Foods - grains & beans HORRIBLE!	?	? g	? g	? g
	[illegible] – ?		g	g	g
	Chobani Blackberry Grk yogurt 5.3 oz	120	0 g	18 g	12 g
			g	g	g
			g	g	g
	SNACK	**CAL**	**FAT**	**CARB**	**PRO**
	Guacamole	120	10 g	6 g	2 g
	Pico de Gallo	0	0 g	0 g	0 g
	Tortilla chips iced tea	140	7 g	19 g	2 g
	DINNER	**CAL**	**FAT**	**CARB**	**PRO**
	Halibut 5 oz	120	0 g	0 g	30 g
	roasted veg - olive oil - 2 T	240	28 g	0 g	0 g
	challa rolls 2	400	10 g	44 g	34 g
	Butter ?	102	12 g	0 g	0 g
	iced tea		g	g	g
	SNACK	**CAL**	**FAT**	**CARB**	**PRO**
	Breyer's ice cream vanilla 1/2 c	110	3.5 g	18 g	2 g
			g	g	g
			g	g	g
NOTES:	TOTALS	1352	70.5	105	82

WATER (8-12 oz. per serving)

~~IIII~~				

Mm Day 3 (Date: 6/19/17)

TIME	BREAKFAST	CAL	FAT	CARB	PRO
	coffee		g	g	g
10:00	grapefruit 1/2 c	60	0 g	15 g	1 g
	small avocado	55	0 g	5 g	3 g
	TH?	115	0 g	20 g	4 g
	SNACK	**CAL**	**FAT**	**CARB**	**PRO**
11:00	breakfast bar (kind)	2	1/2 g	17 g	2 g
	Orchard Valley Trail Mix 28g	140	9 g	13 g	3 g
	Yogurt 150g	120	0 g	18 g	12 g
	LUNCH	**CAL**	**FAT**	**CARB**	**PRO**
2:15	lettuce & radish + 1/2 Tb viniagrette	33	11 g	0 g	0 g
	left over baked halibut 2 oz	80	3/4 g	0 g	8 g
	1 challah dinner roll	200	5 g	22 g	17 g
	light butter 1/2 Tb	13	1 1/4 g	0 g	0 g
			g	g	g
	SNACK	**CAL**	**FAT**	**CARB**	**PRO**
	1/2 protein shake	160	3 1/2 g	19 g	12 1/2 g
			g	g	g
			g	g	g
	DINNER	**CAL**	**FAT**	**CARB**	**PRO**
	chicken fajitas (peppers onions)	? ?	~~g~~	g	g
	large soft taco	500	g	g	g
	guac & pico de gallo		g	g	g
			g	g	g
			g	g	g
	SNACK	**CAL**	**FAT**	**CARB**	**PRO**
			g	g	g
			g	g	g
			g	g	g

NOTES:

	TOTALS	1373			

WATER (8-12 oz. per serving)

111				

Tues

Day 4 (Date: 6 / 20 / 17)

TIME	BREAKFAST	CAL	FAT	CARB	PRO
	coffee		g	g	g
11:30	1/2 Strawberry Protein Drink	160	3 1/2 g	19 g	13 g
	Protein Bar	190	12 g	14 g	10 g
			g	g	g
	SNACK	**CAL**	**FAT**	**CARB**	**PRO**
			g	g	g
			g	g	g
			g	g	g
	LUNCH	**CAL**	**FAT**	**CARB**	**PRO**
3:45	pasta c̄ veggies & olives ?	80?	g	3 g	2 g ?
	turkey breast 2 oz	106	4 g	0 g	16 g
	olives	48	6 g	g	g
			g	g	g
			g	g	g
	SNACK	**CAL**	**FAT**	**CARB**	**PRO**
			g	g	g
			g	g	g
			g	g	g
	DINNER	**CAL**	**FAT**	**CARB**	**PRO**
7:15	turkey breast ōskin 4 oz	212	8 g	0 g	32 g
	lettuce/carrots, etc salad 1 Tb Vin.	65	7 g	0 g	0 g
	left over roasted vegs	?	? g	? g	? g
	mashed pot 170 g	190	7 g	28 g	4 g
/	lit. butter 1 tsp	17	2 g	0 g	0 g
	SNACK	**CAL**	**FAT**	**CARB**	**PRO**
	Rice pudding 4 oz	160	3 1/2 g	27 g	4 g
			g	g	g
			g	g	g
NOTES:	TOTALS	1228			81

WATER (8-12 oz. per serving)

160 / 2 / 320 3)150 3 / 20

13 / 10 / 2 / 16 / 36 / 77

4 2 / 160 / 190 / 80 / 106 / 48 / 212 / 65 / 190 / 17 / 1068

Wed Day 5 (Date: __/21/17)

TIME	BREAKFAST	CAL	FAT	CARB	PRO
	coffee		g	g	g
			g	g	g
			g	g	g
			g	g	g
	SNACK	**CAL**	**FAT**	**CARB**	**PRO**
			g	g	g
			g	g	g
			g	g	g
	LUNCH	**CAL**	**FAT**	**CARB**	**PRO**
	Protein shake	370	7 g	47 g	25 g
estimate	light & dark chicken, some skin	250	g	g	14 g
			g	g	g
			g	g	g
			g	g	g
	SNACK	**CAL**	**FAT**	**CARB**	**PRO**
			g	g	g
			g	g	g
			g	g	g
	DINNER	**CAL**	**FAT**	**CARB**	**PRO**
			g	g	g
			g	g	g
			g	g	g
			g	g	g
			g	g	g
	SNACK	**CAL**	**FAT**	**CARB**	**PRO**
			g	g	g
			g	g	g
			g	g	g
NOTES:	TOTALS				

WATER (8-12 oz. per serving)

II				

Wed Day 6 (Date: 6/28/____)

TIME	BREAKFAST	CAL	FAT	CARB	PRO
	Coffee c̄ creamer	?	g	g	g
	1/2 Protein shake	205	1 1/2 g	53 g	16 g
			g	g	g
			g	g	g
	SNACK	**CAL**	**FAT**	**CARB**	**PRO**
			g	g	g
			g	g	g
			g	g	g
	LUNCH	**CAL**	**FAT**	**CARB**	**PRO**
	salad c̄ 1000 Is. Dressing 1 x B	70	6 g	2 1/2 g	0 g
	shrimp	28	1 g	g	5 g
	Protein Bar	1	12 g	14 g	10 g
			g	g	g
			g	g	g
	SNACK	**CAL**	**FAT**	**CARB**	**PRO**
			g	g	g
			g	g	g
			g	g	g
	DINNER	**CAL**	**FAT**	**CARB**	**PRO**
	5 + oz turkey thigh no skin		g	g	g
	salad c̄ 1 tb dressing	66	g	g	g
	potato mashed 1 container 6 oz	190	g	28 g	4 g
	Brussel sprouts		g	g	g
			g	g	g
	SNACK	**CAL**	**FAT**	**CARB**	**PRO**
	Watermelon		g	g	g
			g	g	g
			g	g	g
NOTES:	TOTALS				

WATER (8-12 oz. per serving)

Th. Day 7 (Date: 6/29/____)

TIME	BREAKFAST	CAL	FAT	CARB	PRO
10	1/2 Pro. Shake	205	g	53 g	15 g
	Boiled egg	77	g	1 g	6 g
			g	g	g
			g	g	g
	SNACK	**CAL**	**FAT**	**CARB**	**PRO**
			g	g	g
			g	g	g
			g	g	g
	LUNCH	**CAL**	**FAT**	**CARB**	**PRO**
			g	g	g
			g	g	g
			g	g	g
			g	g	g
			g	g	g
	SNACK	**CAL**	**FAT**	**CARB**	**PRO**
			g	g	g
			g	g	g
			g	g	g
	DINNER	**CAL**	**FAT**	**CARB**	**PRO**
			g	g	g
			g	g	g
			g	g	g
			g	g	g
			g	g	g
	SNACK	**CAL**	**FAT**	**CARB**	**PRO**
			g	g	g
			g	g	g
			g	g	g
	TOTALS				

NOTES:

WATER (8-12 oz. per serving)

Day 8 (Date:__/__/_____)

TIME	BREAKFAST	CAL	FAT	CARB	PRO
			g	g	g
			g	g	g
			g	g	g
			g	g	g
	SNACK	CAL	FAT	CARB	PRO
			g	g	g
			g	g	g
			g	g	g
	LUNCH	CAL	FAT	CARB	PRO
			g	g	g
			g	g	g
			g	g	g
			g	g	g
			g	g	g
	SNACK	CAL	FAT	CARB	PRO
			g	g	g
			g	g	g
			g	g	g
	DINNER	CAL	FAT	CARB	PRO
			g	g	g
			g	g	g
			g	g	g
			g	g	g
			g	g	g
	SNACK	CAL	FAT	CARB	PRO
			g	g	g
			g	g	g
			g	g	g
NOTES:	TOTALS				

WATER (8-12 oz. per serving)

Day 9 (Date:__/__/____)

TIME	BREAKFAST	CAL	FAT	CARB	PRO
			g	g	g
			g	g	g
			g	g	g
			g	g	g
	SNACK	CAL	FAT	CARB	PRO
			g	g	g
			g	g	g
			g	g	g
	LUNCH	CAL	FAT	CARB	PRO
			g	g	g
			g	g	g
			g	g	g
			g	g	g
			g	g	g
	SNACK	CAL	FAT	CARB	PRO
			g	g	g
			g	g	g
			g	g	g
	DINNER	CAL	FAT	CARB	PRO
			g	g	g
			g	g	g
			g	g	g
			g	g	g
			g	g	g
	SNACK	CAL	FAT	CARB	PRO
			g	g	g
			g	g	g
			g	g	g
NOTES:	TOTALS				

WATER (8-12 oz. per serving)

Day 10 (Date:__/__/____)

TIME	BREAKFAST	CAL	FAT	CARB	PRO
			g	g	g
			g	g	g
			g	g	g
			g	g	g
	SNACK	CAL	FAT	CARB	PRO
			g	g	g
			g	g	g
			g	g	g
	LUNCH	CAL	FAT	CARB	PRO
			g	g	g
			g	g	g
			g	g	g
			g	g	g
			g	g	g
	SNACK	CAL	FAT	CARB	PRO
			g	g	g
			g	g	g
			g	g	g
	DINNER	CAL	FAT	CARB	PRO
			g	g	g
			g	g	g
			g	g	g
			g	g	g
			g	g	g
	SNACK	CAL	FAT	CARB	PRO
			g	g	g
			g	g	g
			g	g	g
NOTES:	TOTALS				

WATER (8-12 oz. per serving)

Day 11 (Date:__/__/____)

TIME	BREAKFAST	CAL	FAT	CARB	PRO
			g	g	g
			g	g	g
			g	g	g
			g	g	g
	SNACK	CAL	FAT	CARB	PRO
			g	g	g
			g	g	g
			g	g	g
	LUNCH	CAL	FAT	CARB	PRO
			g	g	g
			g	g	g
			g	g	g
			g	g	g
			g	g	g
	SNACK	CAL	FAT	CARB	PRO
			g	g	g
			g	g	g
			g	g	g
	DINNER	CAL	FAT	CARB	PRO
			g	g	g
			g	g	g
			g	g	g
			g	g	g
			g	g	g
	SNACK	CAL	FAT	CARB	PRO
			g	g	g
			g	g	g
			g	g	g
	TOTALS				

NOTES:

WATER (8-12 oz. per serving)

Day 12 (Date:__/__/____)

TIME	BREAKFAST	CAL	FAT	CARB	PRO
			g	g	g
			g	g	g
			g	g	g
			g	g	g
	SNACK	CAL	FAT	CARB	PRO
			g	g	g
			g	g	g
			g	g	g
	LUNCH	CAL	FAT	CARB	PRO
			g	g	g
			g	g	g
			g	g	g
			g	g	g
			g	g	g
	SNACK	CAL	FAT	CARB	PRO
			g	g	g
			g	g	g
			g	g	g
	DINNER	CAL	FAT	CARB	PRO
			g	g	g
			g	g	g
			g	g	g
			g	g	g
			g	g	g
	SNACK	CAL	FAT	CARB	PRO
			g	g	g
			g	g	g
			g	g	g
NOTES:	TOTALS				

WATER (8-12 oz. per serving)

Day 13 (Date:__/__/____)

TIME	BREAKFAST	CAL	FAT	CARB	PRO
			g	g	g
			g	g	g
			g	g	g
			g	g	g
	SNACK	CAL	FAT	CARB	PRO
			g	g	g
			g	g	g
			g	g	g
	LUNCH	CAL	FAT	CARB	PRO
			g	g	g
			g	g	g
			g	g	g
			g	g	g
			g	g	g
	SNACK	CAL	FAT	CARB	PRO
			g	g	g
			g	g	g
			g	g	g
	DINNER	CAL	FAT	CARB	PRO
			g	g	g
			g	g	g
			g	g	g
			g	g	g
			g	g	g
	SNACK	CAL	FAT	CARB	PRO
			g	g	g
			g	g	g
			g	g	g
NOTES:	TOTALS				

WATER (8-12 oz. per serving)

Day 14 (Date:___/___/_____)

TIME	BREAKFAST	CAL	FAT	CARB	PRO
			g	g	g
			g	g	g
			g	g	g
			g	g	g
	SNACK	CAL	FAT	CARB	PRO
			g	g	g
			g	g	g
			g	g	g
	LUNCH	CAL	FAT	CARB	PRO
			g	g	g
			g	g	g
			g	g	g
			g	g	g
			g	g	g
	SNACK	CAL	FAT	CARB	PRO
			g	g	g
			g	g	g
			g	g	g
	DINNER	CAL	FAT	CARB	PRO
			g	g	g
			g	g	g
			g	g	g
			g	g	g
			g	g	g
	SNACK	CAL	FAT	CARB	PRO
			g	g	g
			g	g	g
			g	g	g
NOTES:	TOTALS				

WATER (8-12 oz. per serving)

Day 15 (Date:___/___/_____)

TIME	BREAKFAST	CAL	FAT	CARB	PRO
			g	g	g
			g	g	g
			g	g	g
			g	g	g
	SNACK	CAL	FAT	CARB	PRO
			g	g	g
			g	g	g
			g	g	g
	LUNCH	CAL	FAT	CARB	PRO
			g	g	g
			g	g	g
			g	g	g
			g	g	g
			g	g	g
	SNACK	CAL	FAT	CARB	PRO
			g	g	g
			g	g	g
			g	g	g
	DINNER	CAL	FAT	CARB	PRO
			g	g	g
			g	g	g
			g	g	g
			g	g	g
			g	g	g
	SNACK	CAL	FAT	CARB	PRO
			g	g	g
			g	g	g
			g	g	g
NOTES:	TOTALS				

WATER (8-12 oz. per serving)

Day 16 (Date:__/__/____)

TIME	BREAKFAST	CAL	FAT	CARB	PRO
			g	g	g
			g	g	g
			g	g	g
			g	g	g
	SNACK	CAL	FAT	CARB	PRO
			g	g	g
			g	g	g
			g	g	g
	LUNCH	CAL	FAT	CARB	PRO
			g	g	g
			g	g	g
			g	g	g
			g	g	g
			g	g	g
	SNACK	CAL	FAT	CARB	PRO
			g	g	g
			g	g	g
			g	g	g
	DINNER	CAL	FAT	CARB	PRO
			g	g	g
			g	g	g
			g	g	g
			g	g	g
			g	g	g
	SNACK	CAL	FAT	CARB	PRO
			g	g	g
			g	g	g
			g	g	g
NOTES:	TOTALS				

WATER (8-12 oz. per serving)

Day 17 (Date:__/__/____)

TIME	BREAKFAST	CAL	FAT	CARB	PRO
			g	g	g
			g	g	g
			g	g	g
			g	g	g
	SNACK	CAL	FAT	CARB	PRO
			g	g	g
			g	g	g
			g	g	g
	LUNCH	CAL	FAT	CARB	PRO
			g	g	g
			g	g	g
			g	g	g
			g	g	g
			g	g	g
	SNACK	CAL	FAT	CARB	PRO
			g	g	g
			g	g	g
			g	g	g
	DINNER	CAL	FAT	CARB	PRO
			g	g	g
			g	g	g
			g	g	g
			g	g	g
			g	g	g
	SNACK	CAL	FAT	CARB	PRO
			g	g	g
			g	g	g
			g	g	g
NOTES:	TOTALS				

WATER (8-12 oz. per serving)

Day 18 (Date:__/__/____)

TIME	BREAKFAST	CAL	FAT	CARB	PRO
			g	g	g
			g	g	g
			g	g	g
			g	g	g
	SNACK	CAL	FAT	CARB	PRO
			g	g	g
			g	g	g
			g	g	g
	LUNCH	CAL	FAT	CARB	PRO
			g	g	g
			g	g	g
			g	g	g
			g	g	g
			g	g	g
	SNACK	CAL	FAT	CARB	PRO
			g	g	g
			g	g	g
			g	g	g
	DINNER	CAL	FAT	CARB	PRO
			g	g	g
			g	g	g
			g	g	g
			g	g	g
			g	g	g
	SNACK	CAL	FAT	CARB	PRO
			g	g	g
			g	g	g
			g	g	g
NOTES:	TOTALS				

WATER (8-12 oz. per serving)

Day 19 (Date:___/___/_____)

TIME	BREAKFAST	CAL	FAT	CARB	PRO
			g	g	g
			g	g	g
			g	g	g
			g	g	g
	SNACK	CAL	FAT	CARB	PRO
			g	g	g
			g	g	g
			g	g	g
	LUNCH	CAL	FAT	CARB	PRO
			g	g	g
			g	g	g
			g	g	g
			g	g	g
			g	g	g
	SNACK	CAL	FAT	CARB	PRO
			g	g	g
			g	g	g
			g	g	g
	DINNER	CAL	FAT	CARB	PRO
			g	g	g
			g	g	g
			g	g	g
			g	g	g
			g	g	g
	SNACK	CAL	FAT	CARB	PRO
			g	g	g
			g	g	g
			g	g	g
	TOTALS				

NOTES:

WATER (8-12 oz. per serving)

Day 20 (Date:__/__/____)

TIME	BREAKFAST	CAL	FAT	CARB	PRO
			g	g	g
			g	g	g
			g	g	g
			g	g	g
	SNACK	CAL	FAT	CARB	PRO
			g	g	g
			g	g	g
			g	g	g
	LUNCH	CAL	FAT	CARB	PRO
			g	g	g
			g	g	g
			g	g	g
			g	g	g
			g	g	g
	SNACK	CAL	FAT	CARB	PRO
			g	g	g
			g	g	g
			g	g	g
	DINNER	CAL	FAT	CARB	PRO
			g	g	g
			g	g	g
			g	g	g
			g	g	g
			g	g	g
	SNACK	CAL	FAT	CARB	PRO
			g	g	g
			g	g	g
			g	g	g
NOTES:	TOTALS				

WATER (8-12 oz. per serving)

Day 21 (Date:__/__/____)

TIME	BREAKFAST	CAL	FAT	CARB	PRO
			g	g	g
			g	g	g
			g	g	g
			g	g	g
	SNACK	CAL	FAT	CARB	PRO
			g	g	g
			g	g	g
			g	g	g
	LUNCH	CAL	FAT	CARB	PRO
			g	g	g
			g	g	g
			g	g	g
			g	g	g
			g	g	g
	SNACK	CAL	FAT	CARB	PRO
			g	g	g
			g	g	g
			g	g	g
	DINNER	CAL	FAT	CARB	PRO
			g	g	g
			g	g	g
			g	g	g
			g	g	g
			g	g	g
	SNACK	CAL	FAT	CARB	PRO
			g	g	g
			g	g	g
			g	g	g
	TOTALS				

NOTES:

WATER (8-12 oz. per serving)

Day 22 (Date:___/___/_____)

TIME	BREAKFAST	CAL	FAT	CARB	PRO
			g	g	g
			g	g	g
			g	g	g
			g	g	g
	SNACK	**CAL**	**FAT**	**CARB**	**PRO**
			g	g	g
			g	g	g
			g	g	g
	LUNCH	**CAL**	**FAT**	**CARB**	**PRO**
			g	g	g
			g	g	g
			g	g	g
			g	g	g
			g	g	g
	SNACK	**CAL**	**FAT**	**CARB**	**PRO**
			g	g	g
			g	g	g
			g	g	g
	DINNER	**CAL**	**FAT**	**CARB**	**PRO**
			g	g	g
			g	g	g
			g	g	g
			g	g	g
			g	g	g
	SNACK	**CAL**	**FAT**	**CARB**	**PRO**
			g	g	g
			g	g	g
			g	g	g
NOTES:	TOTALS				

WATER (8-12 oz. per serving)

Day 23 (Date:__/__/____)

TIME	BREAKFAST	CAL	FAT	CARB	PRO
			g	g	g
			g	g	g
			g	g	g
			g	g	g
	SNACK	CAL	FAT	CARB	PRO
			g	g	g
			g	g	g
			g	g	g
	LUNCH	CAL	FAT	CARB	PRO
			g	g	g
			g	g	g
			g	g	g
			g	g	g
			g	g	g
	SNACK	CAL	FAT	CARB	PRO
			g	g	g
			g	g	g
			g	g	g
	DINNER	CAL	FAT	CARB	PRO
			g	g	g
			g	g	g
			g	g	g
			g	g	g
			g	g	g
	SNACK	CAL	FAT	CARB	PRO
			g	g	g
			g	g	g
			g	g	g
NOTES:	TOTALS				

WATER (8-12 oz. per serving)

Day 24 (Date:__/__/____)

TIME	BREAKFAST	CAL	FAT	CARB	PRO
			g	g	g
			g	g	g
			g	g	g
			g	g	g
	SNACK	CAL	FAT	CARB	PRO
			g	g	g
			g	g	g
			g	g	g
	LUNCH	CAL	FAT	CARB	PRO
			g	g	g
			g	g	g
			g	g	g
			g	g	g
			g	g	g
	SNACK	CAL	FAT	CARB	PRO
			g	g	g
			g	g	g
			g	g	g
	DINNER	CAL	FAT	CARB	PRO
			g	g	g
			g	g	g
			g	g	g
			g	g	g
			g	g	g
	SNACK	CAL	FAT	CARB	PRO
			g	g	g
			g	g	g
			g	g	g
NOTES:	TOTALS				

WATER (8-12 oz. per serving)

Day 25 (Date:___/___/_____)

TIME	BREAKFAST	CAL	FAT	CARB	PRO
			g	g	g
			g	g	g
			g	g	g
			g	g	g
	SNACK	CAL	FAT	CARB	PRO
			g	g	g
			g	g	g
			g	g	g
	LUNCH	CAL	FAT	CARB	PRO
			g	g	g
			g	g	g
			g	g	g
			g	g	g
			g	g	g
	SNACK	CAL	FAT	CARB	PRO
			g	g	g
			g	g	g
			g	g	g
	DINNER	CAL	FAT	CARB	PRO
			g	g	g
			g	g	g
			g	g	g
			g	g	g
			g	g	g
	SNACK	CAL	FAT	CARB	PRO
			g	g	g
			g	g	g
			g	g	g
	TOTALS				

NOTES:

WATER (8-12 oz. per serving)

Day 26 (Date:__/__/____)

TIME	BREAKFAST	CAL	FAT	CARB	PRO
			g	g	g
			g	g	g
			g	g	g
			g	g	g
	SNACK	CAL	FAT	CARB	PRO
			g	g	g
			g	g	g
			g	g	g
	LUNCH	CAL	FAT	CARB	PRO
			g	g	g
			g	g	g
			g	g	g
			g	g	g
			g	g	g
	SNACK	CAL	FAT	CARB	PRO
			g	g	g
			g	g	g
			g	g	g
	DINNER	CAL	FAT	CARB	PRO
			g	g	g
			g	g	g
			g	g	g
			g	g	g
			g	g	g
	SNACK	CAL	FAT	CARB	PRO
			g	g	g
			g	g	g
			g	g	g
NOTES:	TOTALS				

WATER (8-12 oz. per serving)

Day 27 (Date:___/___/_____)

TIME	BREAKFAST	CAL	FAT	CARB	PRO
			g	g	g
			g	g	g
			g	g	g
			g	g	g
	SNACK	CAL	FAT	CARB	PRO
			g	g	g
			g	g	g
			g	g	g
	LUNCH	CAL	FAT	CARB	PRO
			g	g	g
			g	g	g
			g	g	g
			g	g	g
			g	g	g
	SNACK	CAL	FAT	CARB	PRO
			g	g	g
			g	g	g
			g	g	g
	DINNER	CAL	FAT	CARB	PRO
			g	g	g
			g	g	g
			g	g	g
			g	g	g
			g	g	g
	SNACK	CAL	FAT	CARB	PRO
			g	g	g
			g	g	g
			g	g	g
NOTES:	TOTALS				

WATER (8-12 oz. per serving)

Day 28 (Date:__/__/____)

TIME	BREAKFAST	CAL	FAT	CARB	PRO
			g	g	g
			g	g	g
			g	g	g
			g	g	g
	SNACK	CAL	FAT	CARB	PRO
			g	g	g
			g	g	g
			g	g	g
	LUNCH	CAL	FAT	CARB	PRO
			g	g	g
			g	g	g
			g	g	g
			g	g	g
			g	g	g
	SNACK	CAL	FAT	CARB	PRO
			g	g	g
			g	g	g
			g	g	g
	DINNER	CAL	FAT	CARB	PRO
			g	g	g
			g	g	g
			g	g	g
			g	g	g
			g	g	g
	SNACK	CAL	FAT	CARB	PRO
			g	g	g
			g	g	g
			g	g	g
NOTES:	TOTALS				

WATER (8-12 oz. per serving)

Day 29 (Date:__/__/_____)

TIME	BREAKFAST	CAL	FAT	CARB	PRO
			g	g	g
			g	g	g
			g	g	g
			g	g	g
	SNACK	CAL	FAT	CARB	PRO
			g	g	g
			g	g	g
			g	g	g
	LUNCH	CAL	FAT	CARB	PRO
			g	g	g
			g	g	g
			g	g	g
			g	g	g
			g	g	g
	SNACK	CAL	FAT	CARB	PRO
			g	g	g
			g	g	g
			g	g	g
	DINNER	CAL	FAT	CARB	PRO
			g	g	g
			g	g	g
			g	g	g
			g	g	g
			g	g	g
	SNACK	CAL	FAT	CARB	PRO
			g	g	g
			g	g	g
			g	g	g
	TOTALS				

NOTES:

WATER (8-12 oz. per serving)

Day 30 (Date:__/__/____)

TIME	BREAKFAST	CAL	FAT	CARB	PRO
			g	g	g
			g	g	g
			g	g	g
			g	g	g
	SNACK	CAL	FAT	CARB	PRO
			g	g	g
			g	g	g
			g	g	g
	LUNCH	CAL	FAT	CARB	PRO
			g	g	g
			g	g	g
			g	g	g
			g	g	g
			g	g	g
	SNACK	CAL	FAT	CARB	PRO
			g	g	g
			g	g	g
			g	g	g
	DINNER	CAL	FAT	CARB	PRO
			g	g	g
			g	g	g
			g	g	g
			g	g	g
			g	g	g
	SNACK	CAL	FAT	CARB	PRO
			g	g	g
			g	g	g
			g	g	g
NOTES:	TOTALS				

WATER (8-12 oz. per serving)

Day 31 (Date:___/___/_____)

TIME	BREAKFAST	CAL	FAT	CARB	PRO
			g	g	g
			g	g	g
			g	g	g
			g	g	g
	SNACK	CAL	FAT	CARB	PRO
			g	g	g
			g	g	g
			g	g	g
	LUNCH	CAL	FAT	CARB	PRO
			g	g	g
			g	g	g
			g	g	g
			g	g	g
			g	g	g
	SNACK	CAL	FAT	CARB	PRO
			g	g	g
			g	g	g
			g	g	g
	DINNER	CAL	FAT	CARB	PRO
			g	g	g
			g	g	g
			g	g	g
			g	g	g
			g	g	g
	SNACK	CAL	FAT	CARB	PRO
			g	g	g
			g	g	g
			g	g	g
	TOTALS				

NOTES:

WATER (8-12 oz. per serving)

Day 32 (Date:__/__/____)

TIME	BREAKFAST	CAL	FAT	CARB	PRO
			g	g	g
			g	g	g
			g	g	g
			g	g	g
	SNACK	CAL	FAT	CARB	PRO
			g	g	g
			g	g	g
			g	g	g
	LUNCH	CAL	FAT	CARB	PRO
			g	g	g
			g	g	g
			g	g	g
			g	g	g
			g	g	g
	SNACK	CAL	FAT	CARB	PRO
			g	g	g
			g	g	g
			g	g	g
	DINNER	CAL	FAT	CARB	PRO
			g	g	g
			g	g	g
			g	g	g
			g	g	g
			g	g	g
	SNACK	CAL	FAT	CARB	PRO
			g	g	g
			g	g	g
			g	g	g
	TOTALS				

NOTES:

WATER (8-12 oz. per serving)

Day 33 (Date:___/___/_____)

TIME	BREAKFAST	CAL	FAT	CARB	PRO
			g	g	g
			g	g	g
			g	g	g
			g	g	g
	SNACK	CAL	FAT	CARB	PRO
			g	g	g
			g	g	g
			g	g	g
	LUNCH	CAL	FAT	CARB	PRO
			g	g	g
			g	g	g
			g	g	g
			g	g	g
			g	g	g
	SNACK	CAL	FAT	CARB	PRO
			g	g	g
			g	g	g
			g	g	g
	DINNER	CAL	FAT	CARB	PRO
			g	g	g
			g	g	g
			g	g	g
			g	g	g
			g	g	g
	SNACK	CAL	FAT	CARB	PRO
			g	g	g
			g	g	g
			g	g	g
NOTES:	TOTALS				

WATER (8-12 oz. per serving)

Day 34 (Date:__/__/____)

TIME	BREAKFAST	CAL	FAT	CARB	PRO
			g	g	g
			g	g	g
			g	g	g
			g	g	g
	SNACK	CAL	FAT	CARB	PRO
			g	g	g
			g	g	g
			g	g	g
	LUNCH	CAL	FAT	CARB	PRO
			g	g	g
			g	g	g
			g	g	g
			g	g	g
			g	g	g
	SNACK	CAL	FAT	CARB	PRO
			g	g	g
			g	g	g
			g	g	g
	DINNER	CAL	FAT	CARB	PRO
			g	g	g
			g	g	g
			g	g	g
			g	g	g
			g	g	g
	SNACK	CAL	FAT	CARB	PRO
			g	g	g
			g	g	g
			g	g	g
NOTES:	TOTALS				

WATER (8-12 oz. per serving)

Day 35 (Date:__/__/____)

TIME	BREAKFAST	CAL	FAT	CARB	PRO
			g	g	g
			g	g	g
			g	g	g
			g	g	g
	SNACK	CAL	FAT	CARB	PRO
			g	g	g
			g	g	g
			g	g	g
	LUNCH	CAL	FAT	CARB	PRO
			g	g	g
			g	g	g
			g	g	g
			g	g	g
			g	g	g
	SNACK	CAL	FAT	CARB	PRO
			g	g	g
			g	g	g
			g	g	g
	DINNER	CAL	FAT	CARB	PRO
			g	g	g
			g	g	g
			g	g	g
			g	g	g
			g	g	g
	SNACK	CAL	FAT	CARB	PRO
			g	g	g
			g	g	g
			g	g	g
	TOTALS				

NOTES:

WATER (8-12 oz. per serving)

Day 36 (Date:__/__/____)

TIME	BREAKFAST	CAL	FAT	CARB	PRO
			g	g	g
			g	g	g
			g	g	g
			g	g	g
	SNACK	CAL	FAT	CARB	PRO
			g	g	g
			g	g	g
			g	g	g
	LUNCH	CAL	FAT	CARB	PRO
			g	g	g
			g	g	g
			g	g	g
			g	g	g
			g	g	g
	SNACK	CAL	FAT	CARB	PRO
			g	g	g
			g	g	g
			g	g	g
	DINNER	CAL	FAT	CARB	PRO
			g	g	g
			g	g	g
			g	g	g
			g	g	g
			g	g	g
	SNACK	CAL	FAT	CARB	PRO
			g	g	g
			g	g	g
			g	g	g
NOTES:	TOTALS				

WATER (8-12 oz. per serving)

Day 37 (Date:___/___/_____)

TIME	BREAKFAST	CAL	FAT	CARB	PRO
			g	g	g
			g	g	g
			g	g	g
			g	g	g
	SNACK	CAL	FAT	CARB	PRO
			g	g	g
			g	g	g
			g	g	g
	LUNCH	CAL	FAT	CARB	PRO
			g	g	g
			g	g	g
			g	g	g
			g	g	g
			g	g	g
	SNACK	CAL	FAT	CARB	PRO
			g	g	g
			g	g	g
			g	g	g
	DINNER	CAL	FAT	CARB	PRO
			g	g	g
			g	g	g
			g	g	g
			g	g	g
			g	g	g
	SNACK	CAL	FAT	CARB	PRO
			g	g	g
			g	g	g
			g	g	g
NOTES:	TOTALS				

WATER (8-12 oz. per serving)

Day 38 (Date:__/__/____)

TIME	BREAKFAST	CAL	FAT	CARB	PRO
			g	g	g
			g	g	g
			g	g	g
			g	g	g
	SNACK	CAL	FAT	CARB	PRO
			g	g	g
			g	g	g
			g	g	g
	LUNCH	CAL	FAT	CARB	PRO
			g	g	g
			g	g	g
			g	g	g
			g	g	g
			g	g	g
	SNACK	CAL	FAT	CARB	PRO
			g	g	g
			g	g	g
			g	g	g
	DINNER	CAL	FAT	CARB	PRO
			g	g	g
			g	g	g
			g	g	g
			g	g	g
			g	g	g
	SNACK	CAL	FAT	CARB	PRO
			g	g	g
			g	g	g
			g	g	g
	TOTALS				

NOTES:

WATER (8-12 oz. per serving)

Day 39 (Date:__/__/____)

TIME	BREAKFAST	CAL	FAT	CARB	PRO
			g	g	g
			g	g	g
			g	g	g
			g	g	g
	SNACK	CAL	FAT	CARB	PRO
			g	g	g
			g	g	g
			g	g	g
	LUNCH	CAL	FAT	CARB	PRO
			g	g	g
			g	g	g
			g	g	g
			g	g	g
			g	g	g
	SNACK	CAL	FAT	CARB	PRO
			g	g	g
			g	g	g
			g	g	g
	DINNER	CAL	FAT	CARB	PRO
			g	g	g
			g	g	g
			g	g	g
			g	g	g
			g	g	g
	SNACK	CAL	FAT	CARB	PRO
			g	g	g
			g	g	g
			g	g	g
NOTES:	TOTALS				

WATER (8-12 oz. per serving)

Day 40 (Date:__/__/____)

TIME	BREAKFAST	CAL	FAT	CARB	PRO
			g	g	g
			g	g	g
			g	g	g
			g	g	g
	SNACK	CAL	FAT	CARB	PRO
			g	g	g
			g	g	g
			g	g	g
	LUNCH	CAL	FAT	CARB	PRO
			g	g	g
			g	g	g
			g	g	g
			g	g	g
			g	g	g
	SNACK	CAL	FAT	CARB	PRO
			g	g	g
			g	g	g
			g	g	g
	DINNER	CAL	FAT	CARB	PRO
			g	g	g
			g	g	g
			g	g	g
			g	g	g
			g	g	g
	SNACK	CAL	FAT	CARB	PRO
			g	g	g
			g	g	g
			g	g	g
NOTES:	TOTALS				

WATER (8-12 oz. per serving)

Day 41 (Date:__/__/____)

TIME	BREAKFAST	CAL	FAT	CARB	PRO
			g	g	g
			g	g	g
			g	g	g
			g	g	g
	SNACK	CAL	FAT	CARB	PRO
			g	g	g
			g	g	g
			g	g	g
	LUNCH	CAL	FAT	CARB	PRO
			g	g	g
			g	g	g
			g	g	g
			g	g	g
			g	g	g
	SNACK	CAL	FAT	CARB	PRO
			g	g	g
			g	g	g
			g	g	g
	DINNER	CAL	FAT	CARB	PRO
			g	g	g
			g	g	g
			g	g	g
			g	g	g
			g	g	g
	SNACK	CAL	FAT	CARB	PRO
			g	g	g
			g	g	g
			g	g	g
NOTES:	TOTALS				

WATER (8-12 oz. per serving)

Day 42 (Date:__/__/____)

TIME	BREAKFAST	CAL	FAT	CARB	PRO
			g	g	g
			g	g	g
			g	g	g
			g	g	g
	SNACK	CAL	FAT	CARB	PRO
			g	g	g
			g	g	g
			g	g	g
	LUNCH	CAL	FAT	CARB	PRO
			g	g	g
			g	g	g
			g	g	g
			g	g	g
			g	g	g
	SNACK	CAL	FAT	CARB	PRO
			g	g	g
			g	g	g
			g	g	g
	DINNER	CAL	FAT	CARB	PRO
			g	g	g
			g	g	g
			g	g	g
			g	g	g
			g	g	g
	SNACK	CAL	FAT	CARB	PRO
			g	g	g
			g	g	g
			g	g	g
NOTES:	TOTALS				

WATER (8-12 oz. per serving)

Day 43 (Date:__/__/____)

TIME	BREAKFAST	CAL	FAT	CARB	PRO
			g	g	g
			g	g	g
			g	g	g
			g	g	g
	SNACK	CAL	FAT	CARB	PRO
			g	g	g
			g	g	g
			g	g	g
	LUNCH	CAL	FAT	CARB	PRO
			g	g	g
			g	g	g
			g	g	g
			g	g	g
			g	g	g
	SNACK	CAL	FAT	CARB	PRO
			g	g	g
			g	g	g
			g	g	g
	DINNER	CAL	FAT	CARB	PRO
			g	g	g
			g	g	g
			g	g	g
			g	g	g
			g	g	g
	SNACK	CAL	FAT	CARB	PRO
			g	g	g
			g	g	g
			g	g	g
	TOTALS				

NOTES:

WATER (8-12 oz. per serving)

Day 44 (Date:__/__/____)

TIME	BREAKFAST	CAL	FAT	CARB	PRO
			g	g	g
			g	g	g
			g	g	g
			g	g	g
	SNACK	CAL	FAT	CARB	PRO
			g	g	g
			g	g	g
			g	g	g
	LUNCH	CAL	FAT	CARB	PRO
			g	g	g
			g	g	g
			g	g	g
			g	g	g
			g	g	g
	SNACK	CAL	FAT	CARB	PRO
			g	g	g
			g	g	g
			g	g	g
	DINNER	CAL	FAT	CARB	PRO
			g	g	g
			g	g	g
			g	g	g
			g	g	g
			g	g	g
	SNACK	CAL	FAT	CARB	PRO
			g	g	g
			g	g	g
			g	g	g
	TOTALS				

NOTES:

WATER (8-12 oz. per serving)

Day 45 (Date:__/__/____)

TIME	BREAKFAST	CAL	FAT	CARB	PRO
			g	g	g
			g	g	g
			g	g	g
			g	g	g
	SNACK	CAL	FAT	CARB	PRO
			g	g	g
			g	g	g
			g	g	g
	LUNCH	CAL	FAT	CARB	PRO
			g	g	g
			g	g	g
			g	g	g
			g	g	g
			g	g	g
	SNACK	CAL	FAT	CARB	PRO
			g	g	g
			g	g	g
			g	g	g
	DINNER	CAL	FAT	CARB	PRO
			g	g	g
			g	g	g
			g	g	g
			g	g	g
			g	g	g
	SNACK	CAL	FAT	CARB	PRO
			g	g	g
			g	g	g
			g	g	g
NOTES:	TOTALS				

WATER (8-12 oz. per serving)

Day 46 (Date:__/__/____)

TIME	BREAKFAST	CAL	FAT	CARB	PRO
			g	g	g
			g	g	g
			g	g	g
			g	g	g
	SNACK	CAL	FAT	CARB	PRO
			g	g	g
			g	g	g
			g	g	g
	LUNCH	CAL	FAT	CARB	PRO
			g	g	g
			g	g	g
			g	g	g
			g	g	g
			g	g	g
	SNACK	CAL	FAT	CARB	PRO
			g	g	g
			g	g	g
			g	g	g
	DINNER	CAL	FAT	CARB	PRO
			g	g	g
			g	g	g
			g	g	g
			g	g	g
			g	g	g
	SNACK	CAL	FAT	CARB	PRO
			g	g	g
			g	g	g
			g	g	g
NOTES:	TOTALS				

WATER (8-12 oz. per serving)

Day 47 (Date:___/___/_____)

TIME	BREAKFAST	CAL	FAT	CARB	PRO
			g	g	g
			g	g	g
			g	g	g
			g	g	g
	SNACK	CAL	FAT	CARB	PRO
			g	g	g
			g	g	g
			g	g	g
	LUNCH	CAL	FAT	CARB	PRO
			g	g	g
			g	g	g
			g	g	g
			g	g	g
			g	g	g
	SNACK	CAL	FAT	CARB	PRO
			g	g	g
			g	g	g
			g	g	g
	DINNER	CAL	FAT	CARB	PRO
			g	g	g
			g	g	g
			g	g	g
			g	g	g
			g	g	g
	SNACK	CAL	FAT	CARB	PRO
			g	g	g
			g	g	g
			g	g	g
NOTES:	TOTALS				

WATER (8-12 oz. per serving)

Day 48 (Date:__/__/____)

TIME	BREAKFAST	CAL	FAT	CARB	PRO
			g	g	g
			g	g	g
			g	g	g
			g	g	g
	SNACK	CAL	FAT	CARB	PRO
			g	g	g
			g	g	g
			g	g	g
	LUNCH	CAL	FAT	CARB	PRO
			g	g	g
			g	g	g
			g	g	g
			g	g	g
			g	g	g
	SNACK	CAL	FAT	CARB	PRO
			g	g	g
			g	g	g
			g	g	g
	DINNER	CAL	FAT	CARB	PRO
			g	g	g
			g	g	g
			g	g	g
			g	g	g
			g	g	g
	SNACK	CAL	FAT	CARB	PRO
			g	g	g
			g	g	g
			g	g	g
	TOTALS				

NOTES:

WATER (8-12 oz. per serving)

Day 49 (Date:__/__/____)

TIME	BREAKFAST	CAL	FAT	CARB	PRO
			g	g	g
			g	g	g
			g	g	g
			g	g	g
	SNACK	CAL	FAT	CARB	PRO
			g	g	g
			g	g	g
			g	g	g
	LUNCH	CAL	FAT	CARB	PRO
			g	g	g
			g	g	g
			g	g	g
			g	g	g
			g	g	g
	SNACK	CAL	FAT	CARB	PRO
			g	g	g
			g	g	g
			g	g	g
	DINNER	CAL	FAT	CARB	PRO
			g	g	g
			g	g	g
			g	g	g
			g	g	g
			g	g	g
	SNACK	CAL	FAT	CARB	PRO
			g	g	g
			g	g	g
			g	g	g
	TOTALS				

NOTES:

WATER (8-12 oz. per serving)

Day 50 (Date:__/__/_____)

TIME	BREAKFAST	CAL	FAT	CARB	PRO
			g	g	g
			g	g	g
			g	g	g
			g	g	g
	SNACK	CAL	FAT	CARB	PRO
			g	g	g
			g	g	g
			g	g	g
	LUNCH	CAL	FAT	CARB	PRO
			g	g	g
			g	g	g
			g	g	g
			g	g	g
			g	g	g
	SNACK	CAL	FAT	CARB	PRO
			g	g	g
			g	g	g
			g	g	g
	DINNER	CAL	FAT	CARB	PRO
			g	g	g
			g	g	g
			g	g	g
			g	g	g
			g	g	g
	SNACK	CAL	FAT	CARB	PRO
			g	g	g
			g	g	g
			g	g	g
NOTES:	TOTALS				

WATER (8-12 oz. per serving)

Day 51 (Date:__/__/____)

TIME	BREAKFAST	CAL	FAT	CARB	PRO
			g	g	g
			g	g	g
			g	g	g
			g	g	g
	SNACK	CAL	FAT	CARB	PRO
			g	g	g
			g	g	g
			g	g	g
	LUNCH	CAL	FAT	CARB	PRO
			g	g	g
			g	g	g
			g	g	g
			g	g	g
			g	g	g
	SNACK	CAL	FAT	CARB	PRO
			g	g	g
			g	g	g
			g	g	g
	DINNER	CAL	FAT	CARB	PRO
			g	g	g
			g	g	g
			g	g	g
			g	g	g
			g	g	g
	SNACK	CAL	FAT	CARB	PRO
			g	g	g
			g	g	g
			g	g	g
	TOTALS				

NOTES:

WATER (8-12 oz. per serving)

Day 52 (Date:__/__/____)

TIME	BREAKFAST	CAL	FAT	CARB	PRO
			g	g	g
			g	g	g
			g	g	g
			g	g	g
	SNACK	CAL	FAT	CARB	PRO
			g	g	g
			g	g	g
			g	g	g
	LUNCH	CAL	FAT	CARB	PRO
			g	g	g
			g	g	g
			g	g	g
			g	g	g
			g	g	g
	SNACK	CAL	FAT	CARB	PRO
			g	g	g
			g	g	g
			g	g	g
	DINNER	CAL	FAT	CARB	PRO
			g	g	g
			g	g	g
			g	g	g
			g	g	g
			g	g	g
	SNACK	CAL	FAT	CARB	PRO
			g	g	g
			g	g	g
			g	g	g
NOTES:	TOTALS				

WATER (8-12 oz. per serving)

Day 53 (Date:___/___/_____)

TIME	BREAKFAST	CAL	FAT	CARB	PRO
			g	g	g
			g	g	g
			g	g	g
			g	g	g
	SNACK	CAL	FAT	CARB	PRO
			g	g	g
			g	g	g
			g	g	g
	LUNCH	CAL	FAT	CARB	PRO
			g	g	g
			g	g	g
			g	g	g
			g	g	g
			g	g	g
	SNACK	CAL	FAT	CARB	PRO
			g	g	g
			g	g	g
			g	g	g
	DINNER	CAL	FAT	CARB	PRO
			g	g	g
			g	g	g
			g	g	g
			g	g	g
			g	g	g
	SNACK	CAL	FAT	CARB	PRO
			g	g	g
			g	g	g
			g	g	g
	TOTALS				

NOTES:

WATER (8-12 oz. per serving)

Day 54 (Date:__/__/____)

TIME	BREAKFAST	CAL	FAT	CARB	PRO
			g	g	g
			g	g	g
			g	g	g
			g	g	g
	SNACK	CAL	FAT	CARB	PRO
			g	g	g
			g	g	g
			g	g	g
	LUNCH	CAL	FAT	CARB	PRO
			g	g	g
			g	g	g
			g	g	g
			g	g	g
			g	g	g
	SNACK	CAL	FAT	CARB	PRO
			g	g	g
			g	g	g
			g	g	g
	DINNER	CAL	FAT	CARB	PRO
			g	g	g
			g	g	g
			g	g	g
			g	g	g
			g	g	g
	SNACK	CAL	FAT	CARB	PRO
			g	g	g
			g	g	g
			g	g	g
NOTES:	TOTALS				

WATER (8-12 oz. per serving)

Day 55 (Date:___/___/______)

TIME	BREAKFAST	CAL	FAT	CARB	PRO
			g	g	g
			g	g	g
			g	g	g
			g	g	g
	SNACK	CAL	FAT	CARB	PRO
			g	g	g
			g	g	g
			g	g	g
	LUNCH	CAL	FAT	CARB	PRO
			g	g	g
			g	g	g
			g	g	g
			g	g	g
			g	g	g
	SNACK	CAL	FAT	CARB	PRO
			g	g	g
			g	g	g
			g	g	g
	DINNER	CAL	FAT	CARB	PRO
			g	g	g
			g	g	g
			g	g	g
			g	g	g
			g	g	g
	SNACK	CAL	FAT	CARB	PRO
			g	g	g
			g	g	g
			g	g	g
NOTES:	TOTALS				

WATER (8-12 oz. per serving)

Day 56 (Date:__/__/____)

TIME	BREAKFAST	CAL	FAT	CARB	PRO
			g	g	g
			g	g	g
			g	g	g
			g	g	g
	SNACK	CAL	FAT	CARB	PRO
			g	g	g
			g	g	g
			g	g	g
	LUNCH	CAL	FAT	CARB	PRO
			g	g	g
			g	g	g
			g	g	g
			g	g	g
			g	g	g
	SNACK	CAL	FAT	CARB	PRO
			g	g	g
			g	g	g
			g	g	g
	DINNER	CAL	FAT	CARB	PRO
			g	g	g
			g	g	g
			g	g	g
			g	g	g
			g	g	g
	SNACK	CAL	FAT	CARB	PRO
			g	g	g
			g	g	g
			g	g	g
NOTES:	TOTALS				

WATER (8-12 oz. per serving)

Day 57 (Date:__/__/____)

TIME	BREAKFAST	CAL	FAT	CARB	PRO
			g	g	g
			g	g	g
			g	g	g
			g	g	g
	SNACK	CAL	FAT	CARB	PRO
			g	g	g
			g	g	g
			g	g	g
	LUNCH	CAL	FAT	CARB	PRO
			g	g	g
			g	g	g
			g	g	g
			g	g	g
			g	g	g
	SNACK	CAL	FAT	CARB	PRO
			g	g	g
			g	g	g
			g	g	g
	DINNER	CAL	FAT	CARB	PRO
			g	g	g
			g	g	g
			g	g	g
			g	g	g
			g	g	g
	SNACK	CAL	FAT	CARB	PRO
			g	g	g
			g	g	g
			g	g	g
NOTES:	TOTALS				

WATER (8-12 oz. per serving)

Day 58 (Date:___/___/______)

TIME	BREAKFAST	CAL	FAT	CARB	PRO
			g	g	g
			g	g	g
			g	g	g
			g	g	g
	SNACK	CAL	FAT	CARB	PRO
			g	g	g
			g	g	g
			g	g	g
	LUNCH	CAL	FAT	CARB	PRO
			g	g	g
			g	g	g
			g	g	g
			g	g	g
			g	g	g
	SNACK	CAL	FAT	CARB	PRO
			g	g	g
			g	g	g
			g	g	g
	DINNER	CAL	FAT	CARB	PRO
			g	g	g
			g	g	g
			g	g	g
			g	g	g
			g	g	g
	SNACK	CAL	FAT	CARB	PRO
			g	g	g
			g	g	g
			g	g	g
	TOTALS				

NOTES:

WATER (8-12 oz. per serving)

Day 59 (Date:__/__/____)

TIME	BREAKFAST	CAL	FAT	CARB	PRO
			g	g	g
			g	g	g
			g	g	g
			g	g	g
	SNACK	CAL	FAT	CARB	PRO
			g	g	g
			g	g	g
			g	g	g
	LUNCH	CAL	FAT	CARB	PRO
			g	g	g
			g	g	g
			g	g	g
			g	g	g
			g	g	g
	SNACK	CAL	FAT	CARB	PRO
			g	g	g
			g	g	g
			g	g	g
	DINNER	CAL	FAT	CARB	PRO
			g	g	g
			g	g	g
			g	g	g
			g	g	g
			g	g	g
	SNACK	CAL	FAT	CARB	PRO
			g	g	g
			g	g	g
			g	g	g
	TOTALS				

NOTES:

WATER (8-12 oz. per serving)

Day 60 (Date:__/__/____)

TIME	BREAKFAST	CAL	FAT	CARB	PRO
			g	g	g
			g	g	g
			g	g	g
			g	g	g
	SNACK	CAL	FAT	CARB	PRO
			g	g	g
			g	g	g
			g	g	g
	LUNCH	CAL	FAT	CARB	PRO
			g	g	g
			g	g	g
			g	g	g
			g	g	g
			g	g	g
	SNACK	CAL	FAT	CARB	PRO
			g	g	g
			g	g	g
			g	g	g
	DINNER	CAL	FAT	CARB	PRO
			g	g	g
			g	g	g
			g	g	g
			g	g	g
			g	g	g
	SNACK	CAL	FAT	CARB	PRO
			g	g	g
			g	g	g
			g	g	g
NOTES:	TOTALS				

WATER (8-12 oz. per serving)

Day 61 (Date:__/__/____)

TIME	BREAKFAST	CAL	FAT	CARB	PRO
			g	g	g
			g	g	g
			g	g	g
			g	g	g
	SNACK	CAL	FAT	CARB	PRO
			g	g	g
			g	g	g
			g	g	g
	LUNCH	CAL	FAT	CARB	PRO
			g	g	g
			g	g	g
			g	g	g
			g	g	g
			g	g	g
	SNACK	CAL	FAT	CARB	PRO
			g	g	g
			g	g	g
			g	g	g
	DINNER	CAL	FAT	CARB	PRO
			g	g	g
			g	g	g
			g	g	g
			g	g	g
			g	g	g
	SNACK	CAL	FAT	CARB	PRO
			g	g	g
			g	g	g
			g	g	g
	TOTALS				

NOTES:

WATER (8-12 oz. per serving)

Day 62 (Date:___/___/_____)

TIME	BREAKFAST	CAL	FAT	CARB	PRO
			g	g	g
			g	g	g
			g	g	g
			g	g	g
	SNACK	CAL	FAT	CARB	PRO
			g	g	g
			g	g	g
			g	g	g
	LUNCH	CAL	FAT	CARB	PRO
			g	g	g
			g	g	g
			g	g	g
			g	g	g
			g	g	g
	SNACK	CAL	FAT	CARB	PRO
			g	g	g
			g	g	g
			g	g	g
	DINNER	CAL	FAT	CARB	PRO
			g	g	g
			g	g	g
			g	g	g
			g	g	g
			g	g	g
	SNACK	CAL	FAT	CARB	PRO
			g	g	g
			g	g	g
			g	g	g
	TOTALS				

NOTES:

WATER (8-12 oz. per serving)

Day 63 (Date:___/___/_____)

TIME	BREAKFAST	CAL	FAT	CARB	PRO
			g	g	g
			g	g	g
			g	g	g
			g	g	g
	SNACK	CAL	FAT	CARB	PRO
			g	g	g
			g	g	g
			g	g	g
	LUNCH	CAL	FAT	CARB	PRO
			g	g	g
			g	g	g
			g	g	g
			g	g	g
			g	g	g
	SNACK	CAL	FAT	CARB	PRO
			g	g	g
			g	g	g
			g	g	g
	DINNER	CAL	FAT	CARB	PRO
			g	g	g
			g	g	g
			g	g	g
			g	g	g
			g	g	g
	SNACK	CAL	FAT	CARB	PRO
			g	g	g
			g	g	g
			g	g	g
	TOTALS				

NOTES:

WATER (8-12 oz. per serving)

Day 64 (Date:__/__/____)

TIME	BREAKFAST	CAL	FAT	CARB	PRO
			g	g	g
			g	g	g
			g	g	g
			g	g	g
	SNACK	CAL	FAT	CARB	PRO
			g	g	g
			g	g	g
			g	g	g
	LUNCH	CAL	FAT	CARB	PRO
			g	g	g
			g	g	g
			g	g	g
			g	g	g
			g	g	g
	SNACK	CAL	FAT	CARB	PRO
			g	g	g
			g	g	g
			g	g	g
	DINNER	CAL	FAT	CARB	PRO
			g	g	g
			g	g	g
			g	g	g
			g	g	g
			g	g	g
	SNACK	CAL	FAT	CARB	PRO
			g	g	g
			g	g	g
			g	g	g
NOTES:	TOTALS				

WATER (8-12 oz. per serving)

Day 65 (Date:__/__/____)

TIME	BREAKFAST	CAL	FAT	CARB	PRO
			g	g	g
			g	g	g
			g	g	g
			g	g	g
	SNACK	CAL	FAT	CARB	PRO
			g	g	g
			g	g	g
			g	g	g
	LUNCH	CAL	FAT	CARB	PRO
			g	g	g
			g	g	g
			g	g	g
			g	g	g
			g	g	g
	SNACK	CAL	FAT	CARB	PRO
			g	g	g
			g	g	g
			g	g	g
	DINNER	CAL	FAT	CARB	PRO
			g	g	g
			g	g	g
			g	g	g
			g	g	g
			g	g	g
	SNACK	CAL	FAT	CARB	PRO
			g	g	g
			g	g	g
			g	g	g
NOTES:	TOTALS				

WATER (8-12 oz. per serving)

Day 66 (Date:__/__/____)

TIME	BREAKFAST	CAL	FAT	CARB	PRO
			g	g	g
			g	g	g
			g	g	g
			g	g	g
	SNACK	CAL	FAT	CARB	PRO
			g	g	g
			g	g	g
			g	g	g
	LUNCH	CAL	FAT	CARB	PRO
			g	g	g
			g	g	g
			g	g	g
			g	g	g
			g	g	g
	SNACK	CAL	FAT	CARB	PRO
			g	g	g
			g	g	g
			g	g	g
	DINNER	CAL	FAT	CARB	PRO
			g	g	g
			g	g	g
			g	g	g
			g	g	g
			g	g	g
	SNACK	CAL	FAT	CARB	PRO
			g	g	g
			g	g	g
			g	g	g
NOTES:	TOTALS				

WATER (8-12 oz. per serving)

Day 67 (Date:__/__/____)

TIME	BREAKFAST	CAL	FAT	CARB	PRO
			g	g	g
			g	g	g
			g	g	g
			g	g	g
	SNACK	CAL	FAT	CARB	PRO
			g	g	g
			g	g	g
			g	g	g
	LUNCH	CAL	FAT	CARB	PRO
			g	g	g
			g	g	g
			g	g	g
			g	g	g
			g	g	g
	SNACK	CAL	FAT	CARB	PRO
			g	g	g
			g	g	g
			g	g	g
	DINNER	CAL	FAT	CARB	PRO
			g	g	g
			g	g	g
			g	g	g
			g	g	g
			g	g	g
	SNACK	CAL	FAT	CARB	PRO
			g	g	g
			g	g	g
			g	g	g
NOTES:	TOTALS				

WATER (8-12 oz. per serving)

Day 68 (Date:___/___/_____)

TIME	BREAKFAST	CAL	FAT	CARB	PRO
			g	g	g
			g	g	g
			g	g	g
			g	g	g
	SNACK	CAL	FAT	CARB	PRO
			g	g	g
			g	g	g
			g	g	g
	LUNCH	CAL	FAT	CARB	PRO
			g	g	g
			g	g	g
			g	g	g
			g	g	g
			g	g	g
	SNACK	CAL	FAT	CARB	PRO
			g	g	g
			g	g	g
			g	g	g
	DINNER	CAL	FAT	CARB	PRO
			g	g	g
			g	g	g
			g	g	g
			g	g	g
			g	g	g
	SNACK	CAL	FAT	CARB	PRO
			g	g	g
			g	g	g
			g	g	g
NOTES:	TOTALS				

WATER (8-12 oz. per serving)

Day 69 (Date:__/__/____)

TIME	BREAKFAST	CAL	FAT	CARB	PRO
			g	g	g
			g	g	g
			g	g	g
			g	g	g
	SNACK	CAL	FAT	CARB	PRO
			g	g	g
			g	g	g
			g	g	g
	LUNCH	CAL	FAT	CARB	PRO
			g	g	g
			g	g	g
			g	g	g
			g	g	g
			g	g	g
	SNACK	CAL	FAT	CARB	PRO
			g	g	g
			g	g	g
			g	g	g
	DINNER	CAL	FAT	CARB	PRO
			g	g	g
			g	g	g
			g	g	g
			g	g	g
			g	g	g
	SNACK	CAL	FAT	CARB	PRO
			g	g	g
			g	g	g
			g	g	g
	TOTALS				

NOTES:

WATER (8-12 oz. per serving)

Day 70 (Date:__/__/____)

TIME	BREAKFAST	CAL	FAT	CARB	PRO
			g	g	g
			g	g	g
			g	g	g
			g	g	g
	SNACK	CAL	FAT	CARB	PRO
			g	g	g
			g	g	g
			g	g	g
	LUNCH	CAL	FAT	CARB	PRO
			g	g	g
			g	g	g
			g	g	g
			g	g	g
			g	g	g
	SNACK	CAL	FAT	CARB	PRO
			g	g	g
			g	g	g
			g	g	g
	DINNER	CAL	FAT	CARB	PRO
			g	g	g
			g	g	g
			g	g	g
			g	g	g
			g	g	g
	SNACK	CAL	FAT	CARB	PRO
			g	g	g
			g	g	g
			g	g	g
NOTES:	TOTALS				

WATER (8-12 oz. per serving)

Day 71 (Date:__/__/____)

TIME	BREAKFAST	CAL	FAT	CARB	PRO
			g	g	g
			g	g	g
			g	g	g
			g	g	g
	SNACK	CAL	FAT	CARB	PRO
			g	g	g
			g	g	g
			g	g	g
	LUNCH	CAL	FAT	CARB	PRO
			g	g	g
			g	g	g
			g	g	g
			g	g	g
			g	g	g
	SNACK	CAL	FAT	CARB	PRO
			g	g	g
			g	g	g
			g	g	g
	DINNER	CAL	FAT	CARB	PRO
			g	g	g
			g	g	g
			g	g	g
			g	g	g
			g	g	g
	SNACK	CAL	FAT	CARB	PRO
			g	g	g
			g	g	g
			g	g	g
NOTES:	TOTALS				

WATER (8-12 oz. per serving)

Day 72 (Date:___/___/_____)

TIME	BREAKFAST	CAL	FAT	CARB	PRO
			g	g	g
			g	g	g
			g	g	g
			g	g	g
	SNACK	CAL	FAT	CARB	PRO
			g	g	g
			g	g	g
			g	g	g
	LUNCH	CAL	FAT	CARB	PRO
			g	g	g
			g	g	g
			g	g	g
			g	g	g
			g	g	g
	SNACK	CAL	FAT	CARB	PRO
			g	g	g
			g	g	g
			g	g	g
	DINNER	CAL	FAT	CARB	PRO
			g	g	g
			g	g	g
			g	g	g
			g	g	g
			g	g	g
	SNACK	CAL	FAT	CARB	PRO
			g	g	g
			g	g	g
			g	g	g
NOTES:	TOTALS				

WATER (8-12 oz. per serving)

Day 73 (Date:__/__/____)

TIME	BREAKFAST	CAL	FAT	CARB	PRO
			g	g	g
			g	g	g
			g	g	g
			g	g	g
	SNACK	CAL	FAT	CARB	PRO
			g	g	g
			g	g	g
			g	g	g
	LUNCH	CAL	FAT	CARB	PRO
			g	g	g
			g	g	g
			g	g	g
			g	g	g
			g	g	g
	SNACK	CAL	FAT	CARB	PRO
			g	g	g
			g	g	g
			g	g	g
	DINNER	CAL	FAT	CARB	PRO
			g	g	g
			g	g	g
			g	g	g
			g	g	g
			g	g	g
	SNACK	CAL	FAT	CARB	PRO
			g	g	g
			g	g	g
			g	g	g
	TOTALS				

NOTES:

WATER (8-12 oz. per serving)

Day 74 (Date:__/__/____)

TIME	BREAKFAST	CAL	FAT	CARB	PRO
			g	g	g
			g	g	g
			g	g	g
			g	g	g
	SNACK	CAL	FAT	CARB	PRO
			g	g	g
			g	g	g
			g	g	g
	LUNCH	CAL	FAT	CARB	PRO
			g	g	g
			g	g	g
			g	g	g
			g	g	g
			g	g	g
	SNACK	CAL	FAT	CARB	PRO
			g	g	g
			g	g	g
			g	g	g
	DINNER	CAL	FAT	CARB	PRO
			g	g	g
			g	g	g
			g	g	g
			g	g	g
			g	g	g
	SNACK	CAL	FAT	CARB	PRO
			g	g	g
			g	g	g
			g	g	g
	TOTALS				

NOTES:

WATER (8-12 oz. per serving)

Day 75 (Date:__/__/____)

TIME	BREAKFAST	CAL	FAT	CARB	PRO
			g	g	g
			g	g	g
			g	g	g
			g	g	g
	SNACK	CAL	FAT	CARB	PRO
			g	g	g
			g	g	g
			g	g	g
	LUNCH	CAL	FAT	CARB	PRO
			g	g	g
			g	g	g
			g	g	g
			g	g	g
			g	g	g
	SNACK	CAL	FAT	CARB	PRO
			g	g	g
			g	g	g
			g	g	g
	DINNER	CAL	FAT	CARB	PRO
			g	g	g
			g	g	g
			g	g	g
			g	g	g
			g	g	g
	SNACK	CAL	FAT	CARB	PRO
			g	g	g
			g	g	g
			g	g	g
	TOTALS				

NOTES:

WATER (8-12 oz. per serving)

Day 76 (Date:__/__/_____)

TIME	BREAKFAST	CAL	FAT	CARB	PRO
			g	g	g
			g	g	g
			g	g	g
			g	g	g
	SNACK	CAL	FAT	CARB	PRO
			g	g	g
			g	g	g
			g	g	g
	LUNCH	CAL	FAT	CARB	PRO
			g	g	g
			g	g	g
			g	g	g
			g	g	g
			g	g	g
	SNACK	CAL	FAT	CARB	PRO
			g	g	g
			g	g	g
			g	g	g
	DINNER	CAL	FAT	CARB	PRO
			g	g	g
			g	g	g
			g	g	g
			g	g	g
			g	g	g
	SNACK	CAL	FAT	CARB	PRO
			g	g	g
			g	g	g
			g	g	g
NOTES:	TOTALS				

WATER (8-12 oz. per serving)

Day 77 (Date:__/__/____)

TIME	BREAKFAST	CAL	FAT	CARB	PRO
			g	g	g
			g	g	g
			g	g	g
			g	g	g
	SNACK	CAL	FAT	CARB	PRO
			g	g	g
			g	g	g
			g	g	g
	LUNCH	CAL	FAT	CARB	PRO
			g	g	g
			g	g	g
			g	g	g
			g	g	g
			g	g	g
	SNACK	CAL	FAT	CARB	PRO
			g	g	g
			g	g	g
			g	g	g
	DINNER	CAL	FAT	CARB	PRO
			g	g	g
			g	g	g
			g	g	g
			g	g	g
			g	g	g
	SNACK	CAL	FAT	CARB	PRO
			g	g	g
			g	g	g
			g	g	g
	TOTALS				

NOTES:

WATER (8-12 oz. per serving)

Day 78 (Date:__/__/____)

TIME	BREAKFAST	CAL	FAT	CARB	PRO
			g	g	g
			g	g	g
			g	g	g
			g	g	g
	SNACK	CAL	FAT	CARB	PRO
			g	g	g
			g	g	g
			g	g	g
	LUNCH	CAL	FAT	CARB	PRO
			g	g	g
			g	g	g
			g	g	g
			g	g	g
			g	g	g
	SNACK	CAL	FAT	CARB	PRO
			g	g	g
			g	g	g
			g	g	g
	DINNER	CAL	FAT	CARB	PRO
			g	g	g
			g	g	g
			g	g	g
			g	g	g
			g	g	g
	SNACK	CAL	FAT	CARB	PRO
			g	g	g
			g	g	g
			g	g	g
NOTES:	TOTALS				

WATER (8-12 oz. per serving)

Day 79 (Date:__/__/____)

TIME	BREAKFAST	CAL	FAT	CARB	PRO
			g	g	g
			g	g	g
			g	g	g
			g	g	g
	SNACK	CAL	FAT	CARB	PRO
			g	g	g
			g	g	g
			g	g	g
	LUNCH	CAL	FAT	CARB	PRO
			g	g	g
			g	g	g
			g	g	g
			g	g	g
			g	g	g
	SNACK	CAL	FAT	CARB	PRO
			g	g	g
			g	g	g
			g	g	g
	DINNER	CAL	FAT	CARB	PRO
			g	g	g
			g	g	g
			g	g	g
			g	g	g
			g	g	g
	SNACK	CAL	FAT	CARB	PRO
			g	g	g
			g	g	g
			g	g	g
	TOTALS				

NOTES:

WATER (8-12 oz. per serving)

Day 80 (Date:__/__/_____)

TIME	BREAKFAST	CAL	FAT	CARB	PRO
			g	g	g
			g	g	g
			g	g	g
			g	g	g
	SNACK	CAL	FAT	CARB	PRO
			g	g	g
			g	g	g
			g	g	g
	LUNCH	CAL	FAT	CARB	PRO
			g	g	g
			g	g	g
			g	g	g
			g	g	g
			g	g	g
	SNACK	CAL	FAT	CARB	PRO
			g	g	g
			g	g	g
			g	g	g
	DINNER	CAL	FAT	CARB	PRO
			g	g	g
			g	g	g
			g	g	g
			g	g	g
			g	g	g
	SNACK	CAL	FAT	CARB	PRO
			g	g	g
			g	g	g
			g	g	g
NOTES:	TOTALS				

WATER (8-12 oz. per serving)

Day 81 (Date:__/__/____)

TIME	BREAKFAST	CAL	FAT	CARB	PRO
			g	g	g
			g	g	g
			g	g	g
			g	g	g
	SNACK	CAL	FAT	CARB	PRO
			g	g	g
			g	g	g
			g	g	g
	LUNCH	CAL	FAT	CARB	PRO
			g	g	g
			g	g	g
			g	g	g
			g	g	g
			g	g	g
	SNACK	CAL	FAT	CARB	PRO
			g	g	g
			g	g	g
			g	g	g
	DINNER	CAL	FAT	CARB	PRO
			g	g	g
			g	g	g
			g	g	g
			g	g	g
			g	g	g
	SNACK	CAL	FAT	CARB	PRO
			g	g	g
			g	g	g
			g	g	g
NOTES:	TOTALS				

WATER (8-12 oz. per serving)

Day 82 (Date:__/__/____)

TIME	BREAKFAST	CAL	FAT	CARB	PRO
			g	g	g
			g	g	g
			g	g	g
			g	g	g
	SNACK	CAL	FAT	CARB	PRO
			g	g	g
			g	g	g
			g	g	g
	LUNCH	CAL	FAT	CARB	PRO
			g	g	g
			g	g	g
			g	g	g
			g	g	g
			g	g	g
	SNACK	CAL	FAT	CARB	PRO
			g	g	g
			g	g	g
			g	g	g
	DINNER	CAL	FAT	CARB	PRO
			g	g	g
			g	g	g
			g	g	g
			g	g	g
			g	g	g
	SNACK	CAL	FAT	CARB	PRO
			g	g	g
			g	g	g
			g	g	g
	TOTALS				

NOTES:

WATER (8-12 oz. per serving)

Day 83 (Date:__/__/____)

TIME	BREAKFAST	CAL	FAT	CARB	PRO
			g	g	g
			g	g	g
			g	g	g
			g	g	g
	SNACK	CAL	FAT	CARB	PRO
			g	g	g
			g	g	g
			g	g	g
	LUNCH	CAL	FAT	CARB	PRO
			g	g	g
			g	g	g
			g	g	g
			g	g	g
			g	g	g
	SNACK	CAL	FAT	CARB	PRO
			g	g	g
			g	g	g
			g	g	g
	DINNER	CAL	FAT	CARB	PRO
			g	g	g
			g	g	g
			g	g	g
			g	g	g
			g	g	g
	SNACK	CAL	FAT	CARB	PRO
			g	g	g
			g	g	g
			g	g	g
NOTES:	TOTALS				

WATER (8-12 oz. per serving)

Day 84 (Date:__/__/____)

TIME	BREAKFAST	CAL	FAT	CARB	PRO
			g	g	g
			g	g	g
			g	g	g
			g	g	g
	SNACK	CAL	FAT	CARB	PRO
			g	g	g
			g	g	g
			g	g	g
	LUNCH	CAL	FAT	CARB	PRO
			g	g	g
			g	g	g
			g	g	g
			g	g	g
			g	g	g
	SNACK	CAL	FAT	CARB	PRO
			g	g	g
			g	g	g
			g	g	g
	DINNER	CAL	FAT	CARB	PRO
			g	g	g
			g	g	g
			g	g	g
			g	g	g
			g	g	g
	SNACK	CAL	FAT	CARB	PRO
			g	g	g
			g	g	g
			g	g	g
NOTES:	TOTALS				

WATER (8-12 oz. per serving)

Day 85 (Date:__/__/_____)

TIME	BREAKFAST	CAL	FAT	CARB	PRO
			g	g	g
			g	g	g
			g	g	g
			g	g	g
	SNACK	CAL	FAT	CARB	PRO
			g	g	g
			g	g	g
			g	g	g
	LUNCH	CAL	FAT	CARB	PRO
			g	g	g
			g	g	g
			g	g	g
			g	g	g
			g	g	g
	SNACK	CAL	FAT	CARB	PRO
			g	g	g
			g	g	g
			g	g	g
	DINNER	CAL	FAT	CARB	PRO
			g	g	g
			g	g	g
			g	g	g
			g	g	g
			g	g	g
	SNACK	CAL	FAT	CARB	PRO
			g	g	g
			g	g	g
			g	g	g
NOTES:	TOTALS				

WATER (8-12 oz. per serving)

Day 86 (Date:___/___/_____)

TIME	BREAKFAST	CAL	FAT	CARB	PRO
			g	g	g
			g	g	g
			g	g	g
			g	g	g
	SNACK	CAL	FAT	CARB	PRO
			g	g	g
			g	g	g
			g	g	g
	LUNCH	CAL	FAT	CARB	PRO
			g	g	g
			g	g	g
			g	g	g
			g	g	g
			g	g	g
	SNACK	CAL	FAT	CARB	PRO
			g	g	g
			g	g	g
			g	g	g
	DINNER	CAL	FAT	CARB	PRO
			g	g	g
			g	g	g
			g	g	g
			g	g	g
			g	g	g
	SNACK	CAL	FAT	CARB	PRO
			g	g	g
			g	g	g
			g	g	g
NOTES:	TOTALS				

WATER (8-12 oz. per serving)

Day 87 (Date:__/__/____)

TIME	BREAKFAST	CAL	FAT	CARB	PRO
			g	g	g
			g	g	g
			g	g	g
			g	g	g
	SNACK	CAL	FAT	CARB	PRO
			g	g	g
			g	g	g
			g	g	g
	LUNCH	CAL	FAT	CARB	PRO
			g	g	g
			g	g	g
			g	g	g
			g	g	g
			g	g	g
	SNACK	CAL	FAT	CARB	PRO
			g	g	g
			g	g	g
			g	g	g
	DINNER	CAL	FAT	CARB	PRO
			g	g	g
			g	g	g
			g	g	g
			g	g	g
			g	g	g
	SNACK	CAL	FAT	CARB	PRO
			g	g	g
			g	g	g
			g	g	g
NOTES:	TOTALS				

WATER (8-12 oz. per serving)

Day 88 (Date:___/___/_____)

TIME	BREAKFAST	CAL	FAT	CARB	PRO
			g	g	g
			g	g	g
			g	g	g
			g	g	g
	SNACK	CAL	FAT	CARB	PRO
			g	g	g
			g	g	g
			g	g	g
	LUNCH	CAL	FAT	CARB	PRO
			g	g	g
			g	g	g
			g	g	g
			g	g	g
			g	g	g
	SNACK	CAL	FAT	CARB	PRO
			g	g	g
			g	g	g
			g	g	g
	DINNER	CAL	FAT	CARB	PRO
			g	g	g
			g	g	g
			g	g	g
			g	g	g
			g	g	g
	SNACK	CAL	FAT	CARB	PRO
			g	g	g
			g	g	g
			g	g	g
NOTES:	TOTALS				

WATER (8-12 oz. per serving)

Day 89 (Date:__/__/____)

TIME	BREAKFAST	CAL	FAT	CARB	PRO
			g	g	g
			g	g	g
			g	g	g
			g	g	g
	SNACK	CAL	FAT	CARB	PRO
			g	g	g
			g	g	g
			g	g	g
	LUNCH	CAL	FAT	CARB	PRO
			g	g	g
			g	g	g
			g	g	g
			g	g	g
			g	g	g
	SNACK	CAL	FAT	CARB	PRO
			g	g	g
			g	g	g
			g	g	g
	DINNER	CAL	FAT	CARB	PRO
			g	g	g
			g	g	g
			g	g	g
			g	g	g
			g	g	g
	SNACK	CAL	FAT	CARB	PRO
			g	g	g
			g	g	g
			g	g	g
NOTES:	TOTALS				

WATER (8-12 oz. per serving)

Day 90 (Date:___/___/______)

TIME	BREAKFAST	CAL	FAT	CARB	PRO
			g	g	g
			g	g	g
			g	g	g
			g	g	g
	SNACK	CAL	FAT	CARB	PRO
			g	g	g
			g	g	g
			g	g	g
	LUNCH	CAL	FAT	CARB	PRO
			g	g	g
			g	g	g
			g	g	g
			g	g	g
			g	g	g
	SNACK	CAL	FAT	CARB	PRO
			g	g	g
			g	g	g
			g	g	g
	DINNER	CAL	FAT	CARB	PRO
			g	g	g
			g	g	g
			g	g	g
			g	g	g
			g	g	g
	SNACK	CAL	FAT	CARB	PRO
			g	g	g
			g	g	g
			g	g	g
NOTES:	TOTALS				

WATER (8-12 oz. per serving)

Day 91 (Date:__/__/____)

TIME	BREAKFAST	CAL	FAT	CARB	PRO
			g	g	g
			g	g	g
			g	g	g
			g	g	g
	SNACK	CAL	FAT	CARB	PRO
			g	g	g
			g	g	g
			g	g	g
	LUNCH	CAL	FAT	CARB	PRO
			g	g	g
			g	g	g
			g	g	g
			g	g	g
			g	g	g
	SNACK	CAL	FAT	CARB	PRO
			g	g	g
			g	g	g
			g	g	g
	DINNER	CAL	FAT	CARB	PRO
			g	g	g
			g	g	g
			g	g	g
			g	g	g
			g	g	g
	SNACK	CAL	FAT	CARB	PRO
			g	g	g
			g	g	g
			g	g	g
NOTES:	TOTALS				

WATER (8-12 oz. per serving)

1ST QUARTER NOTES

Day 92 (Date:__/__/____)

TIME	BREAKFAST	CAL	FAT	CARB	PRO
			g	g	g
			g	g	g
			g	g	g
			g	g	g
	SNACK	CAL	FAT	CARB	PRO
			g	g	g
			g	g	g
			g	g	g
	LUNCH	CAL	FAT	CARB	PRO
			g	g	g
			g	g	g
			g	g	g
			g	g	g
			g	g	g
	SNACK	CAL	FAT	CARB	PRO
			g	g	g
			g	g	g
			g	g	g
	DINNER	CAL	FAT	CARB	PRO
			g	g	g
			g	g	g
			g	g	g
			g	g	g
			g	g	g
	SNACK	CAL	FAT	CARB	PRO
			g	g	g
			g	g	g
			g	g	g
	TOTALS				

NOTES:

WATER (8-12 oz. per serving)

Day 93 (Date:___/___/_____)

TIME	BREAKFAST	CAL	FAT	CARB	PRO
			g	g	g
			g	g	g
			g	g	g
			g	g	g
	SNACK	CAL	FAT	CARB	PRO
			g	g	g
			g	g	g
			g	g	g
	LUNCH	CAL	FAT	CARB	PRO
			g	g	g
			g	g	g
			g	g	g
			g	g	g
			g	g	g
	SNACK	CAL	FAT	CARB	PRO
			g	g	g
			g	g	g
			g	g	g
	DINNER	CAL	FAT	CARB	PRO
			g	g	g
			g	g	g
			g	g	g
			g	g	g
			g	g	g
	SNACK	CAL	FAT	CARB	PRO
			g	g	g
			g	g	g
			g	g	g
NOTES:	TOTALS				

WATER (8-12 oz. per serving)

Day 94 (Date:__/__/____)

TIME	BREAKFAST	CAL	FAT	CARB	PRO
			g	g	g
			g	g	g
			g	g	g
			g	g	g
	SNACK	CAL	FAT	CARB	PRO
			g	g	g
			g	g	g
			g	g	g
	LUNCH	CAL	FAT	CARB	PRO
			g	g	g
			g	g	g
			g	g	g
			g	g	g
			g	g	g
	SNACK	CAL	FAT	CARB	PRO
			g	g	g
			g	g	g
			g	g	g
	DINNER	CAL	FAT	CARB	PRO
			g	g	g
			g	g	g
			g	g	g
			g	g	g
			g	g	g
	SNACK	CAL	FAT	CARB	PRO
			g	g	g
			g	g	g
			g	g	g
	TOTALS				

NOTES:

WATER (8-12 oz. per serving)

Day 95 (Date:__/__/____)

TIME	BREAKFAST	CAL	FAT	CARB	PRO
			g	g	g
			g	g	g
			g	g	g
			g	g	g
	SNACK	CAL	FAT	CARB	PRO
			g	g	g
			g	g	g
			g	g	g
	LUNCH	CAL	FAT	CARB	PRO
			g	g	g
			g	g	g
			g	g	g
			g	g	g
			g	g	g
	SNACK	CAL	FAT	CARB	PRO
			g	g	g
			g	g	g
			g	g	g
	DINNER	CAL	FAT	CARB	PRO
			g	g	g
			g	g	g
			g	g	g
			g	g	g
			g	g	g
	SNACK	CAL	FAT	CARB	PRO
			g	g	g
			g	g	g
			g	g	g
NOTES:	TOTALS				

WATER (8-12 oz. per serving)

Day 96 (Date:__/__/____)

TIME	BREAKFAST	CAL	FAT	CARB	PRO
			g	g	g
			g	g	g
			g	g	g
			g	g	g
	SNACK	CAL	FAT	CARB	PRO
			g	g	g
			g	g	g
			g	g	g
	LUNCH	CAL	FAT	CARB	PRO
			g	g	g
			g	g	g
			g	g	g
			g	g	g
			g	g	g
	SNACK	CAL	FAT	CARB	PRO
			g	g	g
			g	g	g
			g	g	g
	DINNER	CAL	FAT	CARB	PRO
			g	g	g
			g	g	g
			g	g	g
			g	g	g
			g	g	g
	SNACK	CAL	FAT	CARB	PRO
			g	g	g
			g	g	g
			g	g	g
NOTES:	TOTALS				

WATER (8-12 oz. per serving)

Day 97 (Date:__/__/____)

TIME	BREAKFAST	CAL	FAT	CARB	PRO
			g	g	g
			g	g	g
			g	g	g
			g	g	g
	SNACK	CAL	FAT	CARB	PRO
			g	g	g
			g	g	g
			g	g	g
	LUNCH	CAL	FAT	CARB	PRO
			g	g	g
			g	g	g
			g	g	g
			g	g	g
			g	g	g
	SNACK	CAL	FAT	CARB	PRO
			g	g	g
			g	g	g
			g	g	g
	DINNER	CAL	FAT	CARB	PRO
			g	g	g
			g	g	g
			g	g	g
			g	g	g
			g	g	g
	SNACK	CAL	FAT	CARB	PRO
			g	g	g
			g	g	g
			g	g	g
NOTES:	TOTALS				

WATER (8-12 oz. per serving)

Day 98 (Date:__/__/____)

TIME	BREAKFAST	CAL	FAT	CARB	PRO
			g	g	g
			g	g	g
			g	g	g
			g	g	g
	SNACK	CAL	FAT	CARB	PRO
			g	g	g
			g	g	g
			g	g	g
	LUNCH	CAL	FAT	CARB	PRO
			g	g	g
			g	g	g
			g	g	g
			g	g	g
			g	g	g
	SNACK	CAL	FAT	CARB	PRO
			g	g	g
			g	g	g
			g	g	g
	DINNER	CAL	FAT	CARB	PRO
			g	g	g
			g	g	g
			g	g	g
			g	g	g
			g	g	g
	SNACK	CAL	FAT	CARB	PRO
			g	g	g
			g	g	g
			g	g	g
	TOTALS				

NOTES:

WATER (8-12 oz. per serving)

Day 99 (Date:___/___/______)

TIME	BREAKFAST	CAL	FAT	CARB	PRO
			g	g	g
			g	g	g
			g	g	g
			g	g	g
	SNACK	CAL	FAT	CARB	PRO
			g	g	g
			g	g	g
			g	g	g
	LUNCH	CAL	FAT	CARB	PRO
			g	g	g
			g	g	g
			g	g	g
			g	g	g
			g	g	g
	SNACK	CAL	FAT	CARB	PRO
			g	g	g
			g	g	g
			g	g	g
	DINNER	CAL	FAT	CARB	PRO
			g	g	g
			g	g	g
			g	g	g
			g	g	g
			g	g	g
	SNACK	CAL	FAT	CARB	PRO
			g	g	g
			g	g	g
			g	g	g
NOTES:	TOTALS				

WATER (8-12 oz. per serving)

Day 100 (Date:__/__/____)

TIME	BREAKFAST	CAL	FAT	CARB	PRO
			g	g	g
			g	g	g
			g	g	g
			g	g	g
	SNACK	**CAL**	**FAT**	**CARB**	**PRO**
			g	g	g
			g	g	g
			g	g	g
	LUNCH	**CAL**	**FAT**	**CARB**	**PRO**
			g	g	g
			g	g	g
			g	g	g
			g	g	g
			g	g	g
	SNACK	**CAL**	**FAT**	**CARB**	**PRO**
			g	g	g
			g	g	g
			g	g	g
	DINNER	**CAL**	**FAT**	**CARB**	**PRO**
			g	g	g
			g	g	g
			g	g	g
			g	g	g
			g	g	g
	SNACK	**CAL**	**FAT**	**CARB**	**PRO**
			g	g	g
			g	g	g
			g	g	g
	TOTALS				

NOTES:

WATER (8-12 oz. per serving)

Day 101 (Date:___/___/_____)

TIME	BREAKFAST	CAL	FAT	CARB	PRO
			g	g	g
			g	g	g
			g	g	g
			g	g	g
	SNACK	CAL	FAT	CARB	PRO
			g	g	g
			g	g	g
			g	g	g
	LUNCH	CAL	FAT	CARB	PRO
			g	g	g
			g	g	g
			g	g	g
			g	g	g
			g	g	g
	SNACK	CAL	FAT	CARB	PRO
			g	g	g
			g	g	g
			g	g	g
	DINNER	CAL	FAT	CARB	PRO
			g	g	g
			g	g	g
			g	g	g
			g	g	g
			g	g	g
	SNACK	CAL	FAT	CARB	PRO
			g	g	g
			g	g	g
			g	g	g
NOTES:	TOTALS				

WATER (8-12 oz. per serving)

Day 102 (Date:___/___/_____)

TIME	BREAKFAST	CAL	FAT	CARB	PRO
			g	g	g
			g	g	g
			g	g	g
			g	g	g
	SNACK	CAL	FAT	CARB	PRO
			g	g	g
			g	g	g
			g	g	g
	LUNCH	CAL	FAT	CARB	PRO
			g	g	g
			g	g	g
			g	g	g
			g	g	g
			g	g	g
	SNACK	CAL	FAT	CARB	PRO
			g	g	g
			g	g	g
			g	g	g
	DINNER	CAL	FAT	CARB	PRO
			g	g	g
			g	g	g
			g	g	g
			g	g	g
			g	g	g
	SNACK	CAL	FAT	CARB	PRO
			g	g	g
			g	g	g
			g	g	g
	TOTALS				

NOTES:

WATER (8-12 oz. per serving)

Day 103 (Date:___/___/_____)

TIME	BREAKFAST	CAL	FAT	CARB	PRO
			g	g	g
			g	g	g
			g	g	g
			g	g	g
	SNACK	CAL	FAT	CARB	PRO
			g	g	g
			g	g	g
			g	g	g
	LUNCH	CAL	FAT	CARB	PRO
			g	g	g
			g	g	g
			g	g	g
			g	g	g
			g	g	g
	SNACK	CAL	FAT	CARB	PRO
			g	g	g
			g	g	g
			g	g	g
	DINNER	CAL	FAT	CARB	PRO
			g	g	g
			g	g	g
			g	g	g
			g	g	g
			g	g	g
	SNACK	CAL	FAT	CARB	PRO
			g	g	g
			g	g	g
			g	g	g
NOTES:	TOTALS				

WATER (8-12 oz. per serving)

Day 104 (Date:__/__/____)

TIME	BREAKFAST	CAL	FAT	CARB	PRO
			g	g	g
			g	g	g
			g	g	g
			g	g	g
	SNACK	CAL	FAT	CARB	PRO
			g	g	g
			g	g	g
			g	g	g
	LUNCH	CAL	FAT	CARB	PRO
			g	g	g
			g	g	g
			g	g	g
			g	g	g
			g	g	g
	SNACK	CAL	FAT	CARB	PRO
			g	g	g
			g	g	g
			g	g	g
	DINNER	CAL	FAT	CARB	PRO
			g	g	g
			g	g	g
			g	g	g
			g	g	g
			g	g	g
	SNACK	CAL	FAT	CARB	PRO
			g	g	g
			g	g	g
			g	g	g
NOTES:	TOTALS				

WATER (8-12 oz. per serving)

Day 105 (Date:___/___/_____)

TIME	BREAKFAST	CAL	FAT	CARB	PRO
			g	g	g
			g	g	g
			g	g	g
			g	g	g
	SNACK	CAL	FAT	CARB	PRO
			g	g	g
			g	g	g
			g	g	g
	LUNCH	CAL	FAT	CARB	PRO
			g	g	g
			g	g	g
			g	g	g
			g	g	g
			g	g	g
	SNACK	CAL	FAT	CARB	PRO
			g	g	g
			g	g	g
			g	g	g
	DINNER	CAL	FAT	CARB	PRO
			g	g	g
			g	g	g
			g	g	g
			g	g	g
			g	g	g
	SNACK	CAL	FAT	CARB	PRO
			g	g	g
			g	g	g
			g	g	g
NOTES:	TOTALS				

WATER (8-12 oz. per serving)

Day 106 (Date:__/__/____)

TIME	BREAKFAST	CAL	FAT	CARB	PRO
			g	g	g
			g	g	g
			g	g	g
			g	g	g
	SNACK	CAL	FAT	CARB	PRO
			g	g	g
			g	g	g
			g	g	g
	LUNCH	CAL	FAT	CARB	PRO
			g	g	g
			g	g	g
			g	g	g
			g	g	g
			g	g	g
	SNACK	CAL	FAT	CARB	PRO
			g	g	g
			g	g	g
			g	g	g
	DINNER	CAL	FAT	CARB	PRO
			g	g	g
			g	g	g
			g	g	g
			g	g	g
			g	g	g
	SNACK	CAL	FAT	CARB	PRO
			g	g	g
			g	g	g
			g	g	g
	TOTALS				

NOTES:

WATER (8-12 oz. per serving)

Day 107 (Date:__/__/____)

TIME	BREAKFAST	CAL	FAT	CARB	PRO
			g	g	g
			g	g	g
			g	g	g
			g	g	g
	SNACK	CAL	FAT	CARB	PRO
			g	g	g
			g	g	g
			g	g	g
	LUNCH	CAL	FAT	CARB	PRO
			g	g	g
			g	g	g
			g	g	g
			g	g	g
			g	g	g
	SNACK	CAL	FAT	CARB	PRO
			g	g	g
			g	g	g
			g	g	g
	DINNER	CAL	FAT	CARB	PRO
			g	g	g
			g	g	g
			g	g	g
			g	g	g
			g	g	g
	SNACK	CAL	FAT	CARB	PRO
			g	g	g
			g	g	g
			g	g	g
NOTES:	TOTALS				

WATER (8-12 oz. per serving)

Day 108 (Date:___/___/_____)

TIME	BREAKFAST	CAL	FAT	CARB	PRO
			g	g	g
			g	g	g
			g	g	g
			g	g	g
	SNACK	CAL	FAT	CARB	PRO
			g	g	g
			g	g	g
			g	g	g
	LUNCH	CAL	FAT	CARB	PRO
			g	g	g
			g	g	g
			g	g	g
			g	g	g
			g	g	g
	SNACK	CAL	FAT	CARB	PRO
			g	g	g
			g	g	g
			g	g	g
	DINNER	CAL	FAT	CARB	PRO
			g	g	g
			g	g	g
			g	g	g
			g	g	g
			g	g	g
	SNACK	CAL	FAT	CARB	PRO
			g	g	g
			g	g	g
			g	g	g
NOTES:	TOTALS				

WATER (8-12 oz. per serving)

Day 109 (Date:___/___/______)

TIME	BREAKFAST	CAL	FAT	CARB	PRO
			g	g	g
			g	g	g
			g	g	g
			g	g	g
	SNACK	CAL	FAT	CARB	PRO
			g	g	g
			g	g	g
			g	g	g
	LUNCH	CAL	FAT	CARB	PRO
			g	g	g
			g	g	g
			g	g	g
			g	g	g
			g	g	g
	SNACK	CAL	FAT	CARB	PRO
			g	g	g
			g	g	g
			g	g	g
	DINNER	CAL	FAT	CARB	PRO
			g	g	g
			g	g	g
			g	g	g
			g	g	g
			g	g	g
	SNACK	CAL	FAT	CARB	PRO
			g	g	g
			g	g	g
			g	g	g
	TOTALS				

NOTES:

WATER (8-12 oz. per serving)

Day 110 (Date:__/__/____)

TIME	BREAKFAST	CAL	FAT	CARB	PRO
			g	g	g
			g	g	g
			g	g	g
			g	g	g
	SNACK	CAL	FAT	CARB	PRO
			g	g	g
			g	g	g
			g	g	g
	LUNCH	CAL	FAT	CARB	PRO
			g	g	g
			g	g	g
			g	g	g
			g	g	g
			g	g	g
	SNACK	CAL	FAT	CARB	PRO
			g	g	g
			g	g	g
			g	g	g
	DINNER	CAL	FAT	CARB	PRO
			g	g	g
			g	g	g
			g	g	g
			g	g	g
			g	g	g
	SNACK	CAL	FAT	CARB	PRO
			g	g	g
			g	g	g
			g	g	g
	TOTALS				

NOTES:

WATER (8-12 oz. per serving)

Day 111 (Date:___/___/_____)

TIME	BREAKFAST	CAL	FAT	CARB	PRO
			g	g	g
			g	g	g
			g	g	g
			g	g	g
	SNACK	CAL	FAT	CARB	PRO
			g	g	g
			g	g	g
			g	g	g
	LUNCH	CAL	FAT	CARB	PRO
			g	g	g
			g	g	g
			g	g	g
			g	g	g
			g	g	g
	SNACK	CAL	FAT	CARB	PRO
			g	g	g
			g	g	g
			g	g	g
	DINNER	CAL	FAT	CARB	PRO
			g	g	g
			g	g	g
			g	g	g
			g	g	g
			g	g	g
	SNACK	CAL	FAT	CARB	PRO
			g	g	g
			g	g	g
			g	g	g
	TOTALS				

NOTES:

WATER (8-12 oz. per serving)

Day 112 (Date:___/___/_____)

TIME	BREAKFAST	CAL	FAT	CARB	PRO
			g	g	g
			g	g	g
			g	g	g
			g	g	g
	SNACK	CAL	FAT	CARB	PRO
			g	g	g
			g	g	g
			g	g	g
	LUNCH	CAL	FAT	CARB	PRO
			g	g	g
			g	g	g
			g	g	g
			g	g	g
			g	g	g
	SNACK	CAL	FAT	CARB	PRO
			g	g	g
			g	g	g
			g	g	g
	DINNER	CAL	FAT	CARB	PRO
			g	g	g
			g	g	g
			g	g	g
			g	g	g
			g	g	g
	SNACK	CAL	FAT	CARB	PRO
			g	g	g
			g	g	g
			g	g	g
	TOTALS				

NOTES:

WATER (8-12 oz. per serving)

Day 113 (Date:__/__/____)

TIME	BREAKFAST	CAL	FAT	CARB	PRO
			g	g	g
			g	g	g
			g	g	g
			g	g	g
	SNACK	CAL	FAT	CARB	PRO
			g	g	g
			g	g	g
			g	g	g
	LUNCH	CAL	FAT	CARB	PRO
			g	g	g
			g	g	g
			g	g	g
			g	g	g
			g	g	g
	SNACK	CAL	FAT	CARB	PRO
			g	g	g
			g	g	g
			g	g	g
	DINNER	CAL	FAT	CARB	PRO
			g	g	g
			g	g	g
			g	g	g
			g	g	g
			g	g	g
	SNACK	CAL	FAT	CARB	PRO
			g	g	g
			g	g	g
			g	g	g
NOTES:	TOTALS				

WATER (8-12 oz. per serving)

Day 114 (Date:__/__/____)

TIME	BREAKFAST	CAL	FAT	CARB	PRO
			g	g	g
			g	g	g
			g	g	g
			g	g	g
	SNACK	CAL	FAT	CARB	PRO
			g	g	g
			g	g	g
			g	g	g
	LUNCH	CAL	FAT	CARB	PRO
			g	g	g
			g	g	g
			g	g	g
			g	g	g
			g	g	g
	SNACK	CAL	FAT	CARB	PRO
			g	g	g
			g	g	g
			g	g	g
	DINNER	CAL	FAT	CARB	PRO
			g	g	g
			g	g	g
			g	g	g
			g	g	g
			g	g	g
	SNACK	CAL	FAT	CARB	PRO
			g	g	g
			g	g	g
			g	g	g
NOTES:	TOTALS				

WATER (8-12 oz. per serving)

Day 115 (Date:__/__/____)

TIME	BREAKFAST	CAL	FAT	CARB	PRO
			g	g	g
			g	g	g
			g	g	g
			g	g	g
	SNACK	CAL	FAT	CARB	PRO
			g	g	g
			g	g	g
			g	g	g
	LUNCH	CAL	FAT	CARB	PRO
			g	g	g
			g	g	g
			g	g	g
			g	g	g
			g	g	g
	SNACK	CAL	FAT	CARB	PRO
			g	g	g
			g	g	g
			g	g	g
	DINNER	CAL	FAT	CARB	PRO
			g	g	g
			g	g	g
			g	g	g
			g	g	g
			g	g	g
	SNACK	CAL	FAT	CARB	PRO
			g	g	g
			g	g	g
			g	g	g
NOTES:	TOTALS				

WATER (8-12 oz. per serving)

Day 116 (Date:__/__/_____)

TIME	BREAKFAST	CAL	FAT	CARB	PRO
			g	g	g
			g	g	g
			g	g	g
			g	g	g
	SNACK	CAL	FAT	CARB	PRO
			g	g	g
			g	g	g
			g	g	g
	LUNCH	CAL	FAT	CARB	PRO
			g	g	g
			g	g	g
			g	g	g
			g	g	g
			g	g	g
	SNACK	CAL	FAT	CARB	PRO
			g	g	g
			g	g	g
			g	g	g
	DINNER	CAL	FAT	CARB	PRO
			g	g	g
			g	g	g
			g	g	g
			g	g	g
			g	g	g
	SNACK	CAL	FAT	CARB	PRO
			g	g	g
			g	g	g
			g	g	g
	TOTALS				

NOTES:

WATER (8-12 oz. per serving)

Day 117 (Date:__/__/____)

TIME	BREAKFAST	CAL	FAT	CARB	PRO
			g	g	g
			g	g	g
			g	g	g
			g	g	g
	SNACK	CAL	FAT	CARB	PRO
			g	g	g
			g	g	g
			g	g	g
	LUNCH	CAL	FAT	CARB	PRO
			g	g	g
			g	g	g
			g	g	g
			g	g	g
			g	g	g
	SNACK	CAL	FAT	CARB	PRO
			g	g	g
			g	g	g
			g	g	g
	DINNER	CAL	FAT	CARB	PRO
			g	g	g
			g	g	g
			g	g	g
			g	g	g
			g	g	g
	SNACK	CAL	FAT	CARB	PRO
			g	g	g
			g	g	g
			g	g	g
NOTES:	TOTALS				

WATER (8-12 oz. per serving)

Day 118 (Date:__/__/____)

TIME	BREAKFAST	CAL	FAT	CARB	PRO
			g	g	g
			g	g	g
			g	g	g
			g	g	g
	SNACK	CAL	FAT	CARB	PRO
			g	g	g
			g	g	g
			g	g	g
	LUNCH	CAL	FAT	CARB	PRO
			g	g	g
			g	g	g
			g	g	g
			g	g	g
			g	g	g
	SNACK	CAL	FAT	CARB	PRO
			g	g	g
			g	g	g
			g	g	g
	DINNER	CAL	FAT	CARB	PRO
			g	g	g
			g	g	g
			g	g	g
			g	g	g
			g	g	g
	SNACK	CAL	FAT	CARB	PRO
			g	g	g
			g	g	g
			g	g	g
	TOTALS				

NOTES:

WATER (8-12 oz. per serving)

Day 119 (Date:___/___/______)

TIME	BREAKFAST	CAL	FAT	CARB	PRO
			g	g	g
			g	g	g
			g	g	g
			g	g	g
	SNACK	CAL	FAT	CARB	PRO
			g	g	g
			g	g	g
			g	g	g
	LUNCH	CAL	FAT	CARB	PRO
			g	g	g
			g	g	g
			g	g	g
			g	g	g
			g	g	g
	SNACK	CAL	FAT	CARB	PRO
			g	g	g
			g	g	g
			g	g	g
	DINNER	CAL	FAT	CARB	PRO
			g	g	g
			g	g	g
			g	g	g
			g	g	g
			g	g	g
	SNACK	CAL	FAT	CARB	PRO
			g	g	g
			g	g	g
			g	g	g
NOTES:	TOTALS				

WATER (8-12 oz. per serving)

Day 120 (Date:__/__/_____)

TIME	BREAKFAST	CAL	FAT	CARB	PRO
			g	g	g
			g	g	g
			g	g	g
			g	g	g
	SNACK	CAL	FAT	CARB	PRO
			g	g	g
			g	g	g
			g	g	g
	LUNCH	CAL	FAT	CARB	PRO
			g	g	g
			g	g	g
			g	g	g
			g	g	g
			g	g	g
	SNACK	CAL	FAT	CARB	PRO
			g	g	g
			g	g	g
			g	g	g
	DINNER	CAL	FAT	CARB	PRO
			g	g	g
			g	g	g
			g	g	g
			g	g	g
			g	g	g
	SNACK	CAL	FAT	CARB	PRO
			g	g	g
			g	g	g
			g	g	g
	TOTALS				

NOTES:

WATER (8-12 oz. per serving)

Day 121 (Date:__/__/____)

TIME	BREAKFAST	CAL	FAT	CARB	PRO
			g	g	g
			g	g	g
			g	g	g
			g	g	g
	SNACK	CAL	FAT	CARB	PRO
			g	g	g
			g	g	g
			g	g	g
	LUNCH	CAL	FAT	CARB	PRO
			g	g	g
			g	g	g
			g	g	g
			g	g	g
			g	g	g
	SNACK	CAL	FAT	CARB	PRO
			g	g	g
			g	g	g
			g	g	g
	DINNER	CAL	FAT	CARB	PRO
			g	g	g
			g	g	g
			g	g	g
			g	g	g
			g	g	g
	SNACK	CAL	FAT	CARB	PRO
			g	g	g
			g	g	g
			g	g	g
	TOTALS				

NOTES:

WATER (8-12 oz. per serving)

Day 122 (Date:__/__/____)

TIME	BREAKFAST	CAL	FAT	CARB	PRO
			g	g	g
			g	g	g
			g	g	g
			g	g	g
	SNACK	CAL	FAT	CARB	PRO
			g	g	g
			g	g	g
			g	g	g
	LUNCH	CAL	FAT	CARB	PRO
			g	g	g
			g	g	g
			g	g	g
			g	g	g
			g	g	g
	SNACK	CAL	FAT	CARB	PRO
			g	g	g
			g	g	g
			g	g	g
	DINNER	CAL	FAT	CARB	PRO
			g	g	g
			g	g	g
			g	g	g
			g	g	g
			g	g	g
	SNACK	CAL	FAT	CARB	PRO
			g	g	g
			g	g	g
			g	g	g
	TOTALS				

NOTES:

WATER (8-12 oz. per serving)

Day 123 (Date:___/___/_____)

TIME	BREAKFAST	CAL	FAT	CARB	PRO
			g	g	g
			g	g	g
			g	g	g
			g	g	g
	SNACK	CAL	FAT	CARB	PRO
			g	g	g
			g	g	g
			g	g	g
	LUNCH	CAL	FAT	CARB	PRO
			g	g	g
			g	g	g
			g	g	g
			g	g	g
			g	g	g
	SNACK	CAL	FAT	CARB	PRO
			g	g	g
			g	g	g
			g	g	g
	DINNER	CAL	FAT	CARB	PRO
			g	g	g
			g	g	g
			g	g	g
			g	g	g
			g	g	g
	SNACK	CAL	FAT	CARB	PRO
			g	g	g
			g	g	g
			g	g	g
	TOTALS				

NOTES:

WATER (8-12 oz. per serving)

Day 124 (Date:__/__/____)

TIME	BREAKFAST	CAL	FAT	CARB	PRO
			g	g	g
			g	g	g
			g	g	g
			g	g	g
	SNACK	CAL	FAT	CARB	PRO
			g	g	g
			g	g	g
			g	g	g
	LUNCH	CAL	FAT	CARB	PRO
			g	g	g
			g	g	g
			g	g	g
			g	g	g
			g	g	g
	SNACK	CAL	FAT	CARB	PRO
			g	g	g
			g	g	g
			g	g	g
	DINNER	CAL	FAT	CARB	PRO
			g	g	g
			g	g	g
			g	g	g
			g	g	g
			g	g	g
	SNACK	CAL	FAT	CARB	PRO
			g	g	g
			g	g	g
			g	g	g
NOTES:	TOTALS				

WATER (8-12 oz. per serving)

Day 125 (Date:___/___/_____)

TIME	BREAKFAST	CAL	FAT	CARB	PRO
			g	g	g
			g	g	g
			g	g	g
			g	g	g
	SNACK	CAL	FAT	CARB	PRO
			g	g	g
			g	g	g
			g	g	g
	LUNCH	CAL	FAT	CARB	PRO
			g	g	g
			g	g	g
			g	g	g
			g	g	g
			g	g	g
	SNACK	CAL	FAT	CARB	PRO
			g	g	g
			g	g	g
			g	g	g
	DINNER	CAL	FAT	CARB	PRO
			g	g	g
			g	g	g
			g	g	g
			g	g	g
			g	g	g
	SNACK	CAL	FAT	CARB	PRO
			g	g	g
			g	g	g
			g	g	g
	TOTALS				

NOTES:

WATER (8-12 oz. per serving)

Day 126 (Date:__/__/____)

TIME	BREAKFAST	CAL	FAT	CARB	PRO
			g	g	g
			g	g	g
			g	g	g
			g	g	g
	SNACK	CAL	FAT	CARB	PRO
			g	g	g
			g	g	g
			g	g	g
	LUNCH	CAL	FAT	CARB	PRO
			g	g	g
			g	g	g
			g	g	g
			g	g	g
			g	g	g
	SNACK	CAL	FAT	CARB	PRO
			g	g	g
			g	g	g
			g	g	g
	DINNER	CAL	FAT	CARB	PRO
			g	g	g
			g	g	g
			g	g	g
			g	g	g
			g	g	g
	SNACK	CAL	FAT	CARB	PRO
			g	g	g
			g	g	g
			g	g	g
NOTES:	TOTALS				

WATER (8-12 oz. per serving)

Day 127 (Date:__/__/____)

TIME	BREAKFAST	CAL	FAT	CARB	PRO
			g	g	g
			g	g	g
			g	g	g
			g	g	g
	SNACK	CAL	FAT	CARB	PRO
			g	g	g
			g	g	g
			g	g	g
	LUNCH	CAL	FAT	CARB	PRO
			g	g	g
			g	g	g
			g	g	g
			g	g	g
			g	g	g
	SNACK	CAL	FAT	CARB	PRO
			g	g	g
			g	g	g
			g	g	g
	DINNER	CAL	FAT	CARB	PRO
			g	g	g
			g	g	g
			g	g	g
			g	g	g
			g	g	g
	SNACK	CAL	FAT	CARB	PRO
			g	g	g
			g	g	g
			g	g	g
	TOTALS				

NOTES:

WATER (8-12 oz. per serving)

Day 128 (Date:__/__/____)

TIME	BREAKFAST	CAL	FAT	CARB	PRO
			g	g	g
			g	g	g
			g	g	g
			g	g	g
	SNACK	CAL	FAT	CARB	PRO
			g	g	g
			g	g	g
			g	g	g
	LUNCH	CAL	FAT	CARB	PRO
			g	g	g
			g	g	g
			g	g	g
			g	g	g
			g	g	g
	SNACK	CAL	FAT	CARB	PRO
			g	g	g
			g	g	g
			g	g	g
	DINNER	CAL	FAT	CARB	PRO
			g	g	g
			g	g	g
			g	g	g
			g	g	g
			g	g	g
	SNACK	CAL	FAT	CARB	PRO
			g	g	g
			g	g	g
			g	g	g
	TOTALS				

NOTES:

WATER (8-12 oz. per serving)

Day 129 (Date:__/__/____)

TIME	BREAKFAST	CAL	FAT	CARB	PRO
			g	g	g
			g	g	g
			g	g	g
			g	g	g
	SNACK	CAL	FAT	CARB	PRO
			g	g	g
			g	g	g
			g	g	g
	LUNCH	CAL	FAT	CARB	PRO
			g	g	g
			g	g	g
			g	g	g
			g	g	g
			g	g	g
	SNACK	CAL	FAT	CARB	PRO
			g	g	g
			g	g	g
			g	g	g
	DINNER	CAL	FAT	CARB	PRO
			g	g	g
			g	g	g
			g	g	g
			g	g	g
			g	g	g
	SNACK	CAL	FAT	CARB	PRO
			g	g	g
			g	g	g
			g	g	g
NOTES:	TOTALS				

WATER (8-12 oz. per serving)

Day 130 (Date:__/__/____)

TIME	BREAKFAST	CAL	FAT	CARB	PRO
			g	g	g
			g	g	g
			g	g	g
			g	g	g
	SNACK	CAL	FAT	CARB	PRO
			g	g	g
			g	g	g
			g	g	g
	LUNCH	CAL	FAT	CARB	PRO
			g	g	g
			g	g	g
			g	g	g
			g	g	g
			g	g	g
	SNACK	CAL	FAT	CARB	PRO
			g	g	g
			g	g	g
			g	g	g
	DINNER	CAL	FAT	CARB	PRO
			g	g	g
			g	g	g
			g	g	g
			g	g	g
			g	g	g
	SNACK	CAL	FAT	CARB	PRO
			g	g	g
			g	g	g
			g	g	g
	TOTALS				

NOTES:

WATER (8-12 oz. per serving)

Day 131 (Date:__/__/____)

TIME	BREAKFAST	CAL	FAT	CARB	PRO
			g	g	g
			g	g	g
			g	g	g
			g	g	g
	SNACK	CAL	FAT	CARB	PRO
			g	g	g
			g	g	g
			g	g	g
	LUNCH	CAL	FAT	CARB	PRO
			g	g	g
			g	g	g
			g	g	g
			g	g	g
			g	g	g
	SNACK	CAL	FAT	CARB	PRO
			g	g	g
			g	g	g
			g	g	g
	DINNER	CAL	FAT	CARB	PRO
			g	g	g
			g	g	g
			g	g	g
			g	g	g
			g	g	g
	SNACK	CAL	FAT	CARB	PRO
			g	g	g
			g	g	g
			g	g	g
NOTES:	TOTALS				

WATER (8-12 oz. per serving)

Day 132 (Date:__/__/____)

TIME	BREAKFAST	CAL	FAT	CARB	PRO
			g	g	g
			g	g	g
			g	g	g
			g	g	g
	SNACK	CAL	FAT	CARB	PRO
			g	g	g
			g	g	g
			g	g	g
	LUNCH	CAL	FAT	CARB	PRO
			g	g	g
			g	g	g
			g	g	g
			g	g	g
			g	g	g
	SNACK	CAL	FAT	CARB	PRO
			g	g	g
			g	g	g
			g	g	g
	DINNER	CAL	FAT	CARB	PRO
			g	g	g
			g	g	g
			g	g	g
			g	g	g
			g	g	g
	SNACK	CAL	FAT	CARB	PRO
			g	g	g
			g	g	g
			g	g	g
NOTES:	TOTALS				

WATER (8-12 oz. per serving)

Day 133 (Date:__/__/____)

TIME	BREAKFAST	CAL	FAT	CARB	PRO
			g	g	g
			g	g	g
			g	g	g
			g	g	g
	SNACK	CAL	FAT	CARB	PRO
			g	g	g
			g	g	g
			g	g	g
	LUNCH	CAL	FAT	CARB	PRO
			g	g	g
			g	g	g
			g	g	g
			g	g	g
			g	g	g
	SNACK	CAL	FAT	CARB	PRO
			g	g	g
			g	g	g
			g	g	g
	DINNER	CAL	FAT	CARB	PRO
			g	g	g
			g	g	g
			g	g	g
			g	g	g
			g	g	g
	SNACK	CAL	FAT	CARB	PRO
			g	g	g
			g	g	g
			g	g	g
NOTES:	TOTALS				

WATER (8-12 oz. per serving)

Day 134 (Date:__/__/____)

TIME	BREAKFAST	CAL	FAT	CARB	PRO
			g	g	g
			g	g	g
			g	g	g
			g	g	g
	SNACK	CAL	FAT	CARB	PRO
			g	g	g
			g	g	g
			g	g	g
	LUNCH	CAL	FAT	CARB	PRO
			g	g	g
			g	g	g
			g	g	g
			g	g	g
			g	g	g
	SNACK	CAL	FAT	CARB	PRO
			g	g	g
			g	g	g
			g	g	g
	DINNER	CAL	FAT	CARB	PRO
			g	g	g
			g	g	g
			g	g	g
			g	g	g
			g	g	g
	SNACK	CAL	FAT	CARB	PRO
			g	g	g
			g	g	g
			g	g	g
	TOTALS				

NOTES:

WATER (8-12 oz. per serving)

Day 135 (Date:___/___/______)

TIME	BREAKFAST	CAL	FAT	CARB	PRO
			g	g	g
			g	g	g
			g	g	g
			g	g	g
	SNACK	CAL	FAT	CARB	PRO
			g	g	g
			g	g	g
			g	g	g
	LUNCH	CAL	FAT	CARB	PRO
			g	g	g
			g	g	g
			g	g	g
			g	g	g
			g	g	g
	SNACK	CAL	FAT	CARB	PRO
			g	g	g
			g	g	g
			g	g	g
	DINNER	CAL	FAT	CARB	PRO
			g	g	g
			g	g	g
			g	g	g
			g	g	g
			g	g	g
	SNACK	CAL	FAT	CARB	PRO
			g	g	g
			g	g	g
			g	g	g
	TOTALS				

NOTES:

WATER (8-12 oz. per serving)

Day 136 (Date:__/__/____)

TIME	BREAKFAST	CAL	FAT	CARB	PRO
			g	g	g
			g	g	g
			g	g	g
			g	g	g
	SNACK	CAL	FAT	CARB	PRO
			g	g	g
			g	g	g
			g	g	g
	LUNCH	CAL	FAT	CARB	PRO
			g	g	g
			g	g	g
			g	g	g
			g	g	g
			g	g	g
	SNACK	CAL	FAT	CARB	PRO
			g	g	g
			g	g	g
			g	g	g
	DINNER	CAL	FAT	CARB	PRO
			g	g	g
			g	g	g
			g	g	g
			g	g	g
			g	g	g
	SNACK	CAL	FAT	CARB	PRO
			g	g	g
			g	g	g
			g	g	g
NOTES:	TOTALS				

WATER (8-12 oz. per serving)

Day 137 (Date:___/___/_____)

TIME	BREAKFAST	CAL	FAT	CARB	PRO
			g	g	g
			g	g	g
			g	g	g
			g	g	g
	SNACK	CAL	FAT	CARB	PRO
			g	g	g
			g	g	g
			g	g	g
	LUNCH	CAL	FAT	CARB	PRO
			g	g	g
			g	g	g
			g	g	g
			g	g	g
			g	g	g
	SNACK	CAL	FAT	CARB	PRO
			g	g	g
			g	g	g
			g	g	g
	DINNER	CAL	FAT	CARB	PRO
			g	g	g
			g	g	g
			g	g	g
			g	g	g
			g	g	g
	SNACK	CAL	FAT	CARB	PRO
			g	g	g
			g	g	g
			g	g	g
NOTES:	TOTALS				

WATER (8-12 oz. per serving)

Day 138 (Date:__/__/____)

TIME	BREAKFAST	CAL	FAT	CARB	PRO
			g	g	g
			g	g	g
			g	g	g
			g	g	g
	SNACK	CAL	FAT	CARB	PRO
			g	g	g
			g	g	g
			g	g	g
	LUNCH	CAL	FAT	CARB	PRO
			g	g	g
			g	g	g
			g	g	g
			g	g	g
			g	g	g
	SNACK	CAL	FAT	CARB	PRO
			g	g	g
			g	g	g
			g	g	g
	DINNER	CAL	FAT	CARB	PRO
			g	g	g
			g	g	g
			g	g	g
			g	g	g
			g	g	g
	SNACK	CAL	FAT	CARB	PRO
			g	g	g
			g	g	g
			g	g	g
	TOTALS				

NOTES:

WATER (8-12 oz. per serving)

Day 139 (Date:__/__/____)

TIME	BREAKFAST	CAL	FAT	CARB	PRO
			g	g	g
			g	g	g
			g	g	g
			g	g	g
	SNACK	CAL	FAT	CARB	PRO
			g	g	g
			g	g	g
			g	g	g
	LUNCH	CAL	FAT	CARB	PRO
			g	g	g
			g	g	g
			g	g	g
			g	g	g
			g	g	g
	SNACK	CAL	FAT	CARB	PRO
			g	g	g
			g	g	g
			g	g	g
	DINNER	CAL	FAT	CARB	PRO
			g	g	g
			g	g	g
			g	g	g
			g	g	g
			g	g	g
	SNACK	CAL	FAT	CARB	PRO
			g	g	g
			g	g	g
			g	g	g
NOTES:	TOTALS				

WATER (8-12 oz. per serving)

Day 140 (Date:__/__/____)

TIME	BREAKFAST	CAL	FAT	CARB	PRO
			g	g	g
			g	g	g
			g	g	g
			g	g	g
	SNACK	CAL	FAT	CARB	PRO
			g	g	g
			g	g	g
			g	g	g
	LUNCH	CAL	FAT	CARB	PRO
			g	g	g
			g	g	g
			g	g	g
			g	g	g
			g	g	g
	SNACK	CAL	FAT	CARB	PRO
			g	g	g
			g	g	g
			g	g	g
	DINNER	CAL	FAT	CARB	PRO
			g	g	g
			g	g	g
			g	g	g
			g	g	g
			g	g	g
	SNACK	CAL	FAT	CARB	PRO
			g	g	g
			g	g	g
			g	g	g
NOTES:	TOTALS				

WATER (8-12 oz. per serving)

Day 141 (Date:___/___/_____)

TIME	BREAKFAST	CAL	FAT	CARB	PRO
			g	g	g
			g	g	g
			g	g	g
			g	g	g
	SNACK	CAL	FAT	CARB	PRO
			g	g	g
			g	g	g
			g	g	g
	LUNCH	CAL	FAT	CARB	PRO
			g	g	g
			g	g	g
			g	g	g
			g	g	g
			g	g	g
	SNACK	CAL	FAT	CARB	PRO
			g	g	g
			g	g	g
			g	g	g
	DINNER	CAL	FAT	CARB	PRO
			g	g	g
			g	g	g
			g	g	g
			g	g	g
			g	g	g
	SNACK	CAL	FAT	CARB	PRO
			g	g	g
			g	g	g
			g	g	g
	TOTALS				

NOTES:

WATER (8-12 oz. per serving)

Day 142 (Date:__/__/____)

TIME	BREAKFAST	CAL	FAT	CARB	PRO
			g	g	g
			g	g	g
			g	g	g
			g	g	g
	SNACK	CAL	FAT	CARB	PRO
			g	g	g
			g	g	g
			g	g	g
	LUNCH	CAL	FAT	CARB	PRO
			g	g	g
			g	g	g
			g	g	g
			g	g	g
			g	g	g
	SNACK	CAL	FAT	CARB	PRO
			g	g	g
			g	g	g
			g	g	g
	DINNER	CAL	FAT	CARB	PRO
			g	g	g
			g	g	g
			g	g	g
			g	g	g
			g	g	g
	SNACK	CAL	FAT	CARB	PRO
			g	g	g
			g	g	g
			g	g	g
	TOTALS				

NOTES:

WATER (8-12 oz. per serving)

Day 143 (Date:__/__/____)

TIME	BREAKFAST	CAL	FAT	CARB	PRO
			g	g	g
			g	g	g
			g	g	g
			g	g	g
	SNACK	CAL	FAT	CARB	PRO
			g	g	g
			g	g	g
			g	g	g
	LUNCH	CAL	FAT	CARB	PRO
			g	g	g
			g	g	g
			g	g	g
			g	g	g
			g	g	g
	SNACK	CAL	FAT	CARB	PRO
			g	g	g
			g	g	g
			g	g	g
	DINNER	CAL	FAT	CARB	PRO
			g	g	g
			g	g	g
			g	g	g
			g	g	g
			g	g	g
	SNACK	CAL	FAT	CARB	PRO
			g	g	g
			g	g	g
			g	g	g
NOTES:	TOTALS				

WATER (8-12 oz. per serving)

Day 144 (Date:__/__/____)

TIME	BREAKFAST	CAL	FAT	CARB	PRO
			g	g	g
			g	g	g
			g	g	g
			g	g	g
	SNACK	CAL	FAT	CARB	PRO
			g	g	g
			g	g	g
			g	g	g
	LUNCH	CAL	FAT	CARB	PRO
			g	g	g
			g	g	g
			g	g	g
			g	g	g
			g	g	g
	SNACK	CAL	FAT	CARB	PRO
			g	g	g
			g	g	g
			g	g	g
	DINNER	CAL	FAT	CARB	PRO
			g	g	g
			g	g	g
			g	g	g
			g	g	g
			g	g	g
	SNACK	CAL	FAT	CARB	PRO
			g	g	g
			g	g	g
			g	g	g
	TOTALS				

NOTES:

WATER (8-12 oz. per serving)

Day 145 (Date:__/__/____)

TIME	BREAKFAST	CAL	FAT	CARB	PRO
			g	g	g
			g	g	g
			g	g	g
			g	g	g
	SNACK	CAL	FAT	CARB	PRO
			g	g	g
			g	g	g
			g	g	g
	LUNCH	CAL	FAT	CARB	PRO
			g	g	g
			g	g	g
			g	g	g
			g	g	g
			g	g	g
	SNACK	CAL	FAT	CARB	PRO
			g	g	g
			g	g	g
			g	g	g
	DINNER	CAL	FAT	CARB	PRO
			g	g	g
			g	g	g
			g	g	g
			g	g	g
			g	g	g
	SNACK	CAL	FAT	CARB	PRO
			g	g	g
			g	g	g
			g	g	g
NOTES:	TOTALS				

WATER (8-12 oz. per serving)

Day 146 (Date:___/___/_____)

TIME	BREAKFAST	CAL	FAT	CARB	PRO
			g	g	g
			g	g	g
			g	g	g
			g	g	g
	SNACK	CAL	FAT	CARB	PRO
			g	g	g
			g	g	g
			g	g	g
	LUNCH	CAL	FAT	CARB	PRO
			g	g	g
			g	g	g
			g	g	g
			g	g	g
			g	g	g
	SNACK	CAL	FAT	CARB	PRO
			g	g	g
			g	g	g
			g	g	g
	DINNER	CAL	FAT	CARB	PRO
			g	g	g
			g	g	g
			g	g	g
			g	g	g
			g	g	g
	SNACK	CAL	FAT	CARB	PRO
			g	g	g
			g	g	g
			g	g	g
	TOTALS				

NOTES:

WATER (8-12 oz. per serving)

Day 147 (Date:___/___/_____)

TIME	BREAKFAST	CAL	FAT	CARB	PRO
			g	g	g
			g	g	g
			g	g	g
			g	g	g
	SNACK	CAL	FAT	CARB	PRO
			g	g	g
			g	g	g
			g	g	g
	LUNCH	CAL	FAT	CARB	PRO
			g	g	g
			g	g	g
			g	g	g
			g	g	g
			g	g	g
	SNACK	CAL	FAT	CARB	PRO
			g	g	g
			g	g	g
			g	g	g
	DINNER	CAL	FAT	CARB	PRO
			g	g	g
			g	g	g
			g	g	g
			g	g	g
			g	g	g
	SNACK	CAL	FAT	CARB	PRO
			g	g	g
			g	g	g
			g	g	g
NOTES:	TOTALS				

WATER (8-12 oz. per serving)

Day 148 (Date:__/__/____)

TIME	BREAKFAST	CAL	FAT	CARB	PRO
			g	g	g
			g	g	g
			g	g	g
			g	g	g
	SNACK	CAL	FAT	CARB	PRO
			g	g	g
			g	g	g
			g	g	g
	LUNCH	CAL	FAT	CARB	PRO
			g	g	g
			g	g	g
			g	g	g
			g	g	g
			g	g	g
	SNACK	CAL	FAT	CARB	PRO
			g	g	g
			g	g	g
			g	g	g
	DINNER	CAL	FAT	CARB	PRO
			g	g	g
			g	g	g
			g	g	g
			g	g	g
			g	g	g
	SNACK	CAL	FAT	CARB	PRO
			g	g	g
			g	g	g
			g	g	g
NOTES:	TOTALS				

WATER (8-12 oz. per serving)

Day 149 (Date:___/___/_____)

TIME	BREAKFAST	CAL	FAT	CARB	PRO
			g	g	g
			g	g	g
			g	g	g
			g	g	g
	SNACK	CAL	FAT	CARB	PRO
			g	g	g
			g	g	g
			g	g	g
	LUNCH	CAL	FAT	CARB	PRO
			g	g	g
			g	g	g
			g	g	g
			g	g	g
			g	g	g
	SNACK	CAL	FAT	CARB	PRO
			g	g	g
			g	g	g
			g	g	g
	DINNER	CAL	FAT	CARB	PRO
			g	g	g
			g	g	g
			g	g	g
			g	g	g
			g	g	g
	SNACK	CAL	FAT	CARB	PRO
			g	g	g
			g	g	g
			g	g	g
NOTES:	TOTALS				

WATER (8-12 oz. per serving)

Day 150 (Date:__/__/____)

TIME	BREAKFAST	CAL	FAT	CARB	PRO
			g	g	g
			g	g	g
			g	g	g
			g	g	g
	SNACK	CAL	FAT	CARB	PRO
			g	g	g
			g	g	g
			g	g	g
	LUNCH	CAL	FAT	CARB	PRO
			g	g	g
			g	g	g
			g	g	g
			g	g	g
			g	g	g
	SNACK	CAL	FAT	CARB	PRO
			g	g	g
			g	g	g
			g	g	g
	DINNER	CAL	FAT	CARB	PRO
			g	g	g
			g	g	g
			g	g	g
			g	g	g
			g	g	g
	SNACK	CAL	FAT	CARB	PRO
			g	g	g
			g	g	g
			g	g	g
NOTES:	TOTALS				

WATER (8-12 oz. per serving)

Day 151 (Date:___/___/_____)

TIME	BREAKFAST	CAL	FAT	CARB	PRO
			g	g	g
			g	g	g
			g	g	g
			g	g	g
	SNACK	CAL	FAT	CARB	PRO
			g	g	g
			g	g	g
			g	g	g
	LUNCH	CAL	FAT	CARB	PRO
			g	g	g
			g	g	g
			g	g	g
			g	g	g
			g	g	g
	SNACK	CAL	FAT	CARB	PRO
			g	g	g
			g	g	g
			g	g	g
	DINNER	CAL	FAT	CARB	PRO
			g	g	g
			g	g	g
			g	g	g
			g	g	g
			g	g	g
	SNACK	CAL	FAT	CARB	PRO
			g	g	g
			g	g	g
			g	g	g
	TOTALS				

NOTES:

WATER (8-12 oz. per serving)

Day 152 (Date:___/___/_____)

TIME	BREAKFAST	CAL	FAT	CARB	PRO
			g	g	g
			g	g	g
			g	g	g
			g	g	g
	SNACK	CAL	FAT	CARB	PRO
			g	g	g
			g	g	g
			g	g	g
	LUNCH	CAL	FAT	CARB	PRO
			g	g	g
			g	g	g
			g	g	g
			g	g	g
			g	g	g
	SNACK	CAL	FAT	CARB	PRO
			g	g	g
			g	g	g
			g	g	g
	DINNER	CAL	FAT	CARB	PRO
			g	g	g
			g	g	g
			g	g	g
			g	g	g
			g	g	g
	SNACK	CAL	FAT	CARB	PRO
			g	g	g
			g	g	g
			g	g	g
NOTES:	TOTALS				

WATER (8-12 oz. per serving)

Day 153 (Date:__/__/____)

TIME	BREAKFAST	CAL	FAT	CARB	PRO
			g	g	g
			g	g	g
			g	g	g
			g	g	g
	SNACK	CAL	FAT	CARB	PRO
			g	g	g
			g	g	g
			g	g	g
	LUNCH	CAL	FAT	CARB	PRO
			g	g	g
			g	g	g
			g	g	g
			g	g	g
			g	g	g
	SNACK	CAL	FAT	CARB	PRO
			g	g	g
			g	g	g
			g	g	g
	DINNER	CAL	FAT	CARB	PRO
			g	g	g
			g	g	g
			g	g	g
			g	g	g
			g	g	g
	SNACK	CAL	FAT	CARB	PRO
			g	g	g
			g	g	g
			g	g	g
NOTES:	TOTALS				

WATER (8-12 oz. per serving)

Day 154 (Date:__/__/____)

TIME	BREAKFAST	CAL	FAT	CARB	PRO
			g	g	g
			g	g	g
			g	g	g
			g	g	g
	SNACK	CAL	FAT	CARB	PRO
			g	g	g
			g	g	g
			g	g	g
	LUNCH	CAL	FAT	CARB	PRO
			g	g	g
			g	g	g
			g	g	g
			g	g	g
			g	g	g
	SNACK	CAL	FAT	CARB	PRO
			g	g	g
			g	g	g
			g	g	g
	DINNER	CAL	FAT	CARB	PRO
			g	g	g
			g	g	g
			g	g	g
			g	g	g
			g	g	g
	SNACK	CAL	FAT	CARB	PRO
			g	g	g
			g	g	g
			g	g	g
	TOTALS				

NOTES:

WATER (8-12 oz. per serving)

Day 155 (Date:__/__/____)

TIME	BREAKFAST	CAL	FAT	CARB	PRO
			g	g	g
			g	g	g
			g	g	g
			g	g	g
	SNACK	CAL	FAT	CARB	PRO
			g	g	g
			g	g	g
			g	g	g
	LUNCH	CAL	FAT	CARB	PRO
			g	g	g
			g	g	g
			g	g	g
			g	g	g
			g	g	g
	SNACK	CAL	FAT	CARB	PRO
			g	g	g
			g	g	g
			g	g	g
	DINNER	CAL	FAT	CARB	PRO
			g	g	g
			g	g	g
			g	g	g
			g	g	g
			g	g	g
	SNACK	CAL	FAT	CARB	PRO
			g	g	g
			g	g	g
			g	g	g
	TOTALS				

NOTES:

WATER (8-12 oz. per serving)

Day 156 (Date:__/__/____)

TIME	BREAKFAST	CAL	FAT	CARB	PRO
			g	g	g
			g	g	g
			g	g	g
			g	g	g
	SNACK	CAL	FAT	CARB	PRO
			g	g	g
			g	g	g
			g	g	g
	LUNCH	CAL	FAT	CARB	PRO
			g	g	g
			g	g	g
			g	g	g
			g	g	g
			g	g	g
	SNACK	CAL	FAT	CARB	PRO
			g	g	g
			g	g	g
			g	g	g
	DINNER	CAL	FAT	CARB	PRO
			g	g	g
			g	g	g
			g	g	g
			g	g	g
			g	g	g
	SNACK	CAL	FAT	CARB	PRO
			g	g	g
			g	g	g
			g	g	g
	TOTALS				

NOTES:

WATER (8-12 oz. per serving)

Day 157 (Date:__/__/____)

TIME	BREAKFAST	CAL	FAT	CARB	PRO
			g	g	g
			g	g	g
			g	g	g
			g	g	g
	SNACK	CAL	FAT	CARB	PRO
			g	g	g
			g	g	g
			g	g	g
	LUNCH	CAL	FAT	CARB	PRO
			g	g	g
			g	g	g
			g	g	g
			g	g	g
			g	g	g
	SNACK	CAL	FAT	CARB	PRO
			g	g	g
			g	g	g
			g	g	g
	DINNER	CAL	FAT	CARB	PRO
			g	g	g
			g	g	g
			g	g	g
			g	g	g
			g	g	g
	SNACK	CAL	FAT	CARB	PRO
			g	g	g
			g	g	g
			g	g	g
NOTES:	TOTALS				

WATER (8-12 oz. per serving)

Day 158 (Date:___/___/_____)

TIME	BREAKFAST	CAL	FAT	CARB	PRO
			g	g	g
			g	g	g
			g	g	g
			g	g	g
	SNACK	CAL	FAT	CARB	PRO
			g	g	g
			g	g	g
			g	g	g
	LUNCH	CAL	FAT	CARB	PRO
			g	g	g
			g	g	g
			g	g	g
			g	g	g
			g	g	g
	SNACK	CAL	FAT	CARB	PRO
			g	g	g
			g	g	g
			g	g	g
	DINNER	CAL	FAT	CARB	PRO
			g	g	g
			g	g	g
			g	g	g
			g	g	g
			g	g	g
	SNACK	CAL	FAT	CARB	PRO
			g	g	g
			g	g	g
			g	g	g
NOTES:	TOTALS				

WATER (8-12 oz. per serving)

Day 159 (Date:___/___/_____)

TIME	BREAKFAST	CAL	FAT	CARB	PRO
			g	g	g
			g	g	g
			g	g	g
			g	g	g
	SNACK	CAL	FAT	CARB	PRO
			g	g	g
			g	g	g
			g	g	g
	LUNCH	CAL	FAT	CARB	PRO
			g	g	g
			g	g	g
			g	g	g
			g	g	g
			g	g	g
	SNACK	CAL	FAT	CARB	PRO
			g	g	g
			g	g	g
			g	g	g
	DINNER	CAL	FAT	CARB	PRO
			g	g	g
			g	g	g
			g	g	g
			g	g	g
			g	g	g
	SNACK	CAL	FAT	CARB	PRO
			g	g	g
			g	g	g
			g	g	g
	TOTALS				

NOTES:

WATER (8-12 oz. per serving)

Day 160 (Date:__/__/____)

TIME	BREAKFAST	CAL	FAT	CARB	PRO
			g	g	g
			g	g	g
			g	g	g
			g	g	g
	SNACK	CAL	FAT	CARB	PRO
			g	g	g
			g	g	g
			g	g	g
	LUNCH	CAL	FAT	CARB	PRO
			g	g	g
			g	g	g
			g	g	g
			g	g	g
			g	g	g
	SNACK	CAL	FAT	CARB	PRO
			g	g	g
			g	g	g
			g	g	g
	DINNER	CAL	FAT	CARB	PRO
			g	g	g
			g	g	g
			g	g	g
			g	g	g
			g	g	g
	SNACK	CAL	FAT	CARB	PRO
			g	g	g
			g	g	g
			g	g	g
NOTES:	TOTALS				

WATER (8-12 oz. per serving)

Day 161 (Date:__/__/____)

TIME	BREAKFAST	CAL	FAT	CARB	PRO
			g	g	g
			g	g	g
			g	g	g
			g	g	g
	SNACK	CAL	FAT	CARB	PRO
			g	g	g
			g	g	g
			g	g	g
	LUNCH	CAL	FAT	CARB	PRO
			g	g	g
			g	g	g
			g	g	g
			g	g	g
			g	g	g
	SNACK	CAL	FAT	CARB	PRO
			g	g	g
			g	g	g
			g	g	g
	DINNER	CAL	FAT	CARB	PRO
			g	g	g
			g	g	g
			g	g	g
			g	g	g
			g	g	g
	SNACK	CAL	FAT	CARB	PRO
			g	g	g
			g	g	g
			g	g	g
	TOTALS				

NOTES:

WATER (8-12 oz. per serving)

Day 162 (Date:__/__/____)

TIME	BREAKFAST	CAL	FAT	CARB	PRO
			g	g	g
			g	g	g
			g	g	g
			g	g	g
	SNACK	CAL	FAT	CARB	PRO
			g	g	g
			g	g	g
			g	g	g
	LUNCH	CAL	FAT	CARB	PRO
			g	g	g
			g	g	g
			g	g	g
			g	g	g
			g	g	g
	SNACK	CAL	FAT	CARB	PRO
			g	g	g
			g	g	g
			g	g	g
	DINNER	CAL	FAT	CARB	PRO
			g	g	g
			g	g	g
			g	g	g
			g	g	g
			g	g	g
	SNACK	CAL	FAT	CARB	PRO
			g	g	g
			g	g	g
			g	g	g
NOTES:	TOTALS				

WATER (8-12 oz. per serving)

Day 163 (Date:__/__/____)

TIME	BREAKFAST	CAL	FAT	CARB	PRO
			g	g	g
			g	g	g
			g	g	g
			g	g	g
	SNACK	CAL	FAT	CARB	PRO
			g	g	g
			g	g	g
			g	g	g
	LUNCH	CAL	FAT	CARB	PRO
			g	g	g
			g	g	g
			g	g	g
			g	g	g
			g	g	g
	SNACK	CAL	FAT	CARB	PRO
			g	g	g
			g	g	g
			g	g	g
	DINNER	CAL	FAT	CARB	PRO
			g	g	g
			g	g	g
			g	g	g
			g	g	g
			g	g	g
	SNACK	CAL	FAT	CARB	PRO
			g	g	g
			g	g	g
			g	g	g
NOTES:	TOTALS				

WATER (8-12 oz. per serving)

Day 164 (Date:__/__/____)

TIME	BREAKFAST	CAL	FAT	CARB	PRO
			g	g	g
			g	g	g
			g	g	g
			g	g	g
	SNACK	CAL	FAT	CARB	PRO
			g	g	g
			g	g	g
			g	g	g
	LUNCH	CAL	FAT	CARB	PRO
			g	g	g
			g	g	g
			g	g	g
			g	g	g
			g	g	g
	SNACK	CAL	FAT	CARB	PRO
			g	g	g
			g	g	g
			g	g	g
	DINNER	CAL	FAT	CARB	PRO
			g	g	g
			g	g	g
			g	g	g
			g	g	g
			g	g	g
	SNACK	CAL	FAT	CARB	PRO
			g	g	g
			g	g	g
			g	g	g
	TOTALS				

NOTES:

WATER (8-12 oz. per serving)

Day 165 (Date:__/__/____)

TIME	BREAKFAST	CAL	FAT	CARB	PRO
			g	g	g
			g	g	g
			g	g	g
			g	g	g
	SNACK	CAL	FAT	CARB	PRO
			g	g	g
			g	g	g
			g	g	g
	LUNCH	CAL	FAT	CARB	PRO
			g	g	g
			g	g	g
			g	g	g
			g	g	g
			g	g	g
	SNACK	CAL	FAT	CARB	PRO
			g	g	g
			g	g	g
			g	g	g
	DINNER	CAL	FAT	CARB	PRO
			g	g	g
			g	g	g
			g	g	g
			g	g	g
			g	g	g
	SNACK	CAL	FAT	CARB	PRO
			g	g	g
			g	g	g
			g	g	g
NOTES:	TOTALS				

WATER (8-12 oz. per serving)

Day 166 (Date:__/__/____)

TIME	BREAKFAST	CAL	FAT	CARB	PRO
			g	g	g
			g	g	g
			g	g	g
			g	g	g
	SNACK	CAL	FAT	CARB	PRO
			g	g	g
			g	g	g
			g	g	g
	LUNCH	CAL	FAT	CARB	PRO
			g	g	g
			g	g	g
			g	g	g
			g	g	g
			g	g	g
	SNACK	CAL	FAT	CARB	PRO
			g	g	g
			g	g	g
			g	g	g
	DINNER	CAL	FAT	CARB	PRO
			g	g	g
			g	g	g
			g	g	g
			g	g	g
			g	g	g
	SNACK	CAL	FAT	CARB	PRO
			g	g	g
			g	g	g
			g	g	g
	TOTALS				

NOTES:

WATER (8-12 oz. per serving)

Day 167 (Date:___/___/_____)

TIME	BREAKFAST	CAL	FAT	CARB	PRO
			g	g	g
			g	g	g
			g	g	g
			g	g	g
	SNACK	CAL	FAT	CARB	PRO
			g	g	g
			g	g	g
			g	g	g
	LUNCH	CAL	FAT	CARB	PRO
			g	g	g
			g	g	g
			g	g	g
			g	g	g
			g	g	g
	SNACK	CAL	FAT	CARB	PRO
			g	g	g
			g	g	g
			g	g	g
	DINNER	CAL	FAT	CARB	PRO
			g	g	g
			g	g	g
			g	g	g
			g	g	g
			g	g	g
	SNACK	CAL	FAT	CARB	PRO
			g	g	g
			g	g	g
			g	g	g
NOTES:	TOTALS				

WATER (8-12 oz. per serving)

Day 168 (Date:__/__/____)

TIME	BREAKFAST	CAL	FAT	CARB	PRO
			g	g	g
			g	g	g
			g	g	g
			g	g	g
	SNACK	CAL	FAT	CARB	PRO
			g	g	g
			g	g	g
			g	g	g
	LUNCH	CAL	FAT	CARB	PRO
			g	g	g
			g	g	g
			g	g	g
			g	g	g
			g	g	g
	SNACK	CAL	FAT	CARB	PRO
			g	g	g
			g	g	g
			g	g	g
	DINNER	CAL	FAT	CARB	PRO
			g	g	g
			g	g	g
			g	g	g
			g	g	g
			g	g	g
	SNACK	CAL	FAT	CARB	PRO
			g	g	g
			g	g	g
			g	g	g
	TOTALS				

NOTES:

WATER (8-12 oz. per serving)

Day 169 (Date:__/__/____)

TIME	BREAKFAST	CAL	FAT	CARB	PRO
			g	g	g
			g	g	g
			g	g	g
			g	g	g
	SNACK	CAL	FAT	CARB	PRO
			g	g	g
			g	g	g
			g	g	g
	LUNCH	CAL	FAT	CARB	PRO
			g	g	g
			g	g	g
			g	g	g
			g	g	g
			g	g	g
	SNACK	CAL	FAT	CARB	PRO
			g	g	g
			g	g	g
			g	g	g
	DINNER	CAL	FAT	CARB	PRO
			g	g	g
			g	g	g
			g	g	g
			g	g	g
			g	g	g
	SNACK	CAL	FAT	CARB	PRO
			g	g	g
			g	g	g
			g	g	g
NOTES:	TOTALS				

WATER (8-12 oz. per serving)

Day 170 (Date:__/__/____)

TIME	BREAKFAST	CAL	FAT	CARB	PRO
			g	g	g
			g	g	g
			g	g	g
			g	g	g
	SNACK	CAL	FAT	CARB	PRO
			g	g	g
			g	g	g
			g	g	g
	LUNCH	CAL	FAT	CARB	PRO
			g	g	g
			g	g	g
			g	g	g
			g	g	g
			g	g	g
	SNACK	CAL	FAT	CARB	PRO
			g	g	g
			g	g	g
			g	g	g
	DINNER	CAL	FAT	CARB	PRO
			g	g	g
			g	g	g
			g	g	g
			g	g	g
			g	g	g
	SNACK	CAL	FAT	CARB	PRO
			g	g	g
			g	g	g
			g	g	g
NOTES:	TOTALS				

WATER (8-12 oz. per serving)

Day 171 (Date:__/__/_____)

TIME	BREAKFAST	CAL	FAT	CARB	PRO
			g	g	g
			g	g	g
			g	g	g
			g	g	g
	SNACK	CAL	FAT	CARB	PRO
			g	g	g
			g	g	g
			g	g	g
	LUNCH	CAL	FAT	CARB	PRO
			g	g	g
			g	g	g
			g	g	g
			g	g	g
			g	g	g
	SNACK	CAL	FAT	CARB	PRO
			g	g	g
			g	g	g
			g	g	g
	DINNER	CAL	FAT	CARB	PRO
			g	g	g
			g	g	g
			g	g	g
			g	g	g
			g	g	g
	SNACK	CAL	FAT	CARB	PRO
			g	g	g
			g	g	g
			g	g	g
	TOTALS				

NOTES:

WATER (8-12 oz. per serving)

Day 172 (Date:__/__/____)

TIME	BREAKFAST	CAL	FAT	CARB	PRO
			g	g	g
			g	g	g
			g	g	g
			g	g	g
	SNACK	CAL	FAT	CARB	PRO
			g	g	g
			g	g	g
			g	g	g
	LUNCH	CAL	FAT	CARB	PRO
			g	g	g
			g	g	g
			g	g	g
			g	g	g
			g	g	g
	SNACK	CAL	FAT	CARB	PRO
			g	g	g
			g	g	g
			g	g	g
	DINNER	CAL	FAT	CARB	PRO
			g	g	g
			g	g	g
			g	g	g
			g	g	g
			g	g	g
	SNACK	CAL	FAT	CARB	PRO
			g	g	g
			g	g	g
			g	g	g
	TOTALS				

NOTES:

WATER (8-12 oz. per serving)

Day 173 (Date:__/__/____)

TIME	BREAKFAST	CAL	FAT	CARB	PRO
			g	g	g
			g	g	g
			g	g	g
			g	g	g
	SNACK	CAL	FAT	CARB	PRO
			g	g	g
			g	g	g
			g	g	g
	LUNCH	CAL	FAT	CARB	PRO
			g	g	g
			g	g	g
			g	g	g
			g	g	g
			g	g	g
	SNACK	CAL	FAT	CARB	PRO
			g	g	g
			g	g	g
			g	g	g
	DINNER	CAL	FAT	CARB	PRO
			g	g	g
			g	g	g
			g	g	g
			g	g	g
			g	g	g
	SNACK	CAL	FAT	CARB	PRO
			g	g	g
			g	g	g
			g	g	g
NOTES:	TOTALS				

WATER (8-12 oz. per serving)

Day 174 (Date:__/__/____)

TIME	BREAKFAST	CAL	FAT	CARB	PRO
			g	g	g
			g	g	g
			g	g	g
			g	g	g
	SNACK	CAL	FAT	CARB	PRO
			g	g	g
			g	g	g
			g	g	g
	LUNCH	CAL	FAT	CARB	PRO
			g	g	g
			g	g	g
			g	g	g
			g	g	g
			g	g	g
	SNACK	CAL	FAT	CARB	PRO
			g	g	g
			g	g	g
			g	g	g
	DINNER	CAL	FAT	CARB	PRO
			g	g	g
			g	g	g
			g	g	g
			g	g	g
			g	g	g
	SNACK	CAL	FAT	CARB	PRO
			g	g	g
			g	g	g
			g	g	g
NOTES:	TOTALS				

WATER (8-12 oz. per serving)

Day 175 (Date:___/___/_____)

TIME	BREAKFAST	CAL	FAT	CARB	PRO
			g	g	g
			g	g	g
			g	g	g
			g	g	g
	SNACK	CAL	FAT	CARB	PRO
			g	g	g
			g	g	g
			g	g	g
	LUNCH	CAL	FAT	CARB	PRO
			g	g	g
			g	g	g
			g	g	g
			g	g	g
			g	g	g
	SNACK	CAL	FAT	CARB	PRO
			g	g	g
			g	g	g
			g	g	g
	DINNER	CAL	FAT	CARB	PRO
			g	g	g
			g	g	g
			g	g	g
			g	g	g
			g	g	g
	SNACK	CAL	FAT	CARB	PRO
			g	g	g
			g	g	g
			g	g	g
NOTES:	TOTALS				

WATER (8-12 oz. per serving)

Day 176 (Date:__/__/____)

TIME	BREAKFAST	CAL	FAT	CARB	PRO
			g	g	g
			g	g	g
			g	g	g
			g	g	g
	SNACK	CAL	FAT	CARB	PRO
			g	g	g
			g	g	g
			g	g	g
	LUNCH	CAL	FAT	CARB	PRO
			g	g	g
			g	g	g
			g	g	g
			g	g	g
			g	g	g
	SNACK	CAL	FAT	CARB	PRO
			g	g	g
			g	g	g
			g	g	g
	DINNER	CAL	FAT	CARB	PRO
			g	g	g
			g	g	g
			g	g	g
			g	g	g
			g	g	g
	SNACK	CAL	FAT	CARB	PRO
			g	g	g
			g	g	g
			g	g	g
	TOTALS				

NOTES:

WATER (8-12 oz. per serving)

Day 177 (Date:___/___/_____)

TIME	BREAKFAST	CAL	FAT	CARB	PRO
			g	g	g
			g	g	g
			g	g	g
			g	g	g
	SNACK	CAL	FAT	CARB	PRO
			g	g	g
			g	g	g
			g	g	g
	LUNCH	CAL	FAT	CARB	PRO
			g	g	g
			g	g	g
			g	g	g
			g	g	g
			g	g	g
	SNACK	CAL	FAT	CARB	PRO
			g	g	g
			g	g	g
			g	g	g
	DINNER	CAL	FAT	CARB	PRO
			g	g	g
			g	g	g
			g	g	g
			g	g	g
			g	g	g
	SNACK	CAL	FAT	CARB	PRO
			g	g	g
			g	g	g
			g	g	g
NOTES:	TOTALS				

WATER (8-12 oz. per serving)

Day 178 (Date:__/__/____)

TIME	BREAKFAST	CAL	FAT	CARB	PRO
			g	g	g
			g	g	g
			g	g	g
			g	g	g
	SNACK	CAL	FAT	CARB	PRO
			g	g	g
			g	g	g
			g	g	g
	LUNCH	CAL	FAT	CARB	PRO
			g	g	g
			g	g	g
			g	g	g
			g	g	g
			g	g	g
	SNACK	CAL	FAT	CARB	PRO
			g	g	g
			g	g	g
			g	g	g
	DINNER	CAL	FAT	CARB	PRO
			g	g	g
			g	g	g
			g	g	g
			g	g	g
			g	g	g
	SNACK	CAL	FAT	CARB	PRO
			g	g	g
			g	g	g
			g	g	g
NOTES:	TOTALS				

WATER (8-12 oz. per serving)

Day 179 (Date:___/___/_____)

TIME	BREAKFAST	CAL	FAT	CARB	PRO
			g	g	g
			g	g	g
			g	g	g
			g	g	g
	SNACK	CAL	FAT	CARB	PRO
			g	g	g
			g	g	g
			g	g	g
	LUNCH	CAL	FAT	CARB	PRO
			g	g	g
			g	g	g
			g	g	g
			g	g	g
			g	g	g
	SNACK	CAL	FAT	CARB	PRO
			g	g	g
			g	g	g
			g	g	g
	DINNER	CAL	FAT	CARB	PRO
			g	g	g
			g	g	g
			g	g	g
			g	g	g
			g	g	g
	SNACK	CAL	FAT	CARB	PRO
			g	g	g
			g	g	g
			g	g	g
	TOTALS				

NOTES:

WATER (8-12 oz. per serving)

Day 180 (Date:__/__/____)

TIME	BREAKFAST	CAL	FAT	CARB	PRO
			g	g	g
			g	g	g
			g	g	g
			g	g	g
	SNACK	CAL	FAT	CARB	PRO
			g	g	g
			g	g	g
			g	g	g
	LUNCH	CAL	FAT	CARB	PRO
			g	g	g
			g	g	g
			g	g	g
			g	g	g
			g	g	g
	SNACK	CAL	FAT	CARB	PRO
			g	g	g
			g	g	g
			g	g	g
	DINNER	CAL	FAT	CARB	PRO
			g	g	g
			g	g	g
			g	g	g
			g	g	g
			g	g	g
	SNACK	CAL	FAT	CARB	PRO
			g	g	g
			g	g	g
			g	g	g
	TOTALS				

NOTES:

WATER (8-12 oz. per serving)

Day 181 (Date:__/__/____)

TIME	BREAKFAST	CAL	FAT	CARB	PRO
			g	g	g
			g	g	g
			g	g	g
			g	g	g
	SNACK	CAL	FAT	CARB	PRO
			g	g	g
			g	g	g
			g	g	g
	LUNCH	CAL	FAT	CARB	PRO
			g	g	g
			g	g	g
			g	g	g
			g	g	g
			g	g	g
	SNACK	CAL	FAT	CARB	PRO
			g	g	g
			g	g	g
			g	g	g
	DINNER	CAL	FAT	CARB	PRO
			g	g	g
			g	g	g
			g	g	g
			g	g	g
			g	g	g
	SNACK	CAL	FAT	CARB	PRO
			g	g	g
			g	g	g
			g	g	g
NOTES:	TOTALS				

WATER (8-12 oz. per serving)

Day 182 (Date:__/__/_____)

TIME	BREAKFAST	CAL	FAT	CARB	PRO
			g	g	g
			g	g	g
			g	g	g
			g	g	g
	SNACK	CAL	FAT	CARB	PRO
			g	g	g
			g	g	g
			g	g	g
	LUNCH	CAL	FAT	CARB	PRO
			g	g	g
			g	g	g
			g	g	g
			g	g	g
			g	g	g
	SNACK	CAL	FAT	CARB	PRO
			g	g	g
			g	g	g
			g	g	g
	DINNER	CAL	FAT	CARB	PRO
			g	g	g
			g	g	g
			g	g	g
			g	g	g
			g	g	g
	SNACK	CAL	FAT	CARB	PRO
			g	g	g
			g	g	g
			g	g	g
NOTES:	TOTALS				

WATER (8-12 oz. per serving)

2nd QUARTER NOTES

Day 183 (Date:__/__/____)

TIME	BREAKFAST	CAL	FAT	CARB	PRO
			g	g	g
			g	g	g
			g	g	g
			g	g	g
	SNACK	CAL	FAT	CARB	PRO
			g	g	g
			g	g	g
			g	g	g
	LUNCH	CAL	FAT	CARB	PRO
			g	g	g
			g	g	g
			g	g	g
			g	g	g
			g	g	g
	SNACK	CAL	FAT	CARB	PRO
			g	g	g
			g	g	g
			g	g	g
	DINNER	CAL	FAT	CARB	PRO
			g	g	g
			g	g	g
			g	g	g
			g	g	g
			g	g	g
	SNACK	CAL	FAT	CARB	PRO
			g	g	g
			g	g	g
			g	g	g
NOTES:	TOTALS				

WATER (8-12 oz. per serving)

Day 184 (Date:__/__/____)

TIME	BREAKFAST	CAL	FAT	CARB	PRO
			g	g	g
			g	g	g
			g	g	g
			g	g	g
	SNACK	CAL	FAT	CARB	PRO
			g	g	g
			g	g	g
			g	g	g
	LUNCH	CAL	FAT	CARB	PRO
			g	g	g
			g	g	g
			g	g	g
			g	g	g
			g	g	g
	SNACK	CAL	FAT	CARB	PRO
			g	g	g
			g	g	g
			g	g	g
	DINNER	CAL	FAT	CARB	PRO
			g	g	g
			g	g	g
			g	g	g
			g	g	g
			g	g	g
	SNACK	CAL	FAT	CARB	PRO
			g	g	g
			g	g	g
			g	g	g
	TOTALS				

NOTES:

WATER (8-12 oz. per serving)

Day 185 (Date:__/__/____)

TIME	BREAKFAST	CAL	FAT	CARB	PRO
			g	g	g
			g	g	g
			g	g	g
			g	g	g
	SNACK	CAL	FAT	CARB	PRO
			g	g	g
			g	g	g
			g	g	g
	LUNCH	CAL	FAT	CARB	PRO
			g	g	g
			g	g	g
			g	g	g
			g	g	g
			g	g	g
	SNACK	CAL	FAT	CARB	PRO
			g	g	g
			g	g	g
			g	g	g
	DINNER	CAL	FAT	CARB	PRO
			g	g	g
			g	g	g
			g	g	g
			g	g	g
			g	g	g
	SNACK	CAL	FAT	CARB	PRO
			g	g	g
			g	g	g
			g	g	g
	TOTALS				

NOTES:

WATER (8-12 oz. per serving)

Day 186 (Date:__/__/____)

TIME	BREAKFAST	CAL	FAT	CARB	PRO
			g	g	g
			g	g	g
			g	g	g
			g	g	g
	SNACK	CAL	FAT	CARB	PRO
			g	g	g
			g	g	g
			g	g	g
	LUNCH	CAL	FAT	CARB	PRO
			g	g	g
			g	g	g
			g	g	g
			g	g	g
			g	g	g
	SNACK	CAL	FAT	CARB	PRO
			g	g	g
			g	g	g
			g	g	g
	DINNER	CAL	FAT	CARB	PRO
			g	g	g
			g	g	g
			g	g	g
			g	g	g
			g	g	g
	SNACK	CAL	FAT	CARB	PRO
			g	g	g
			g	g	g
			g	g	g
	TOTALS				

NOTES:

WATER (8-12 oz. per serving)

Day 187 (Date:__/__/____)

TIME	BREAKFAST	CAL	FAT	CARB	PRO
			g	g	g
			g	g	g
			g	g	g
			g	g	g
	SNACK	CAL	FAT	CARB	PRO
			g	g	g
			g	g	g
			g	g	g
	LUNCH	CAL	FAT	CARB	PRO
			g	g	g
			g	g	g
			g	g	g
			g	g	g
			g	g	g
	SNACK	CAL	FAT	CARB	PRO
			g	g	g
			g	g	g
			g	g	g
	DINNER	CAL	FAT	CARB	PRO
			g	g	g
			g	g	g
			g	g	g
			g	g	g
			g	g	g
	SNACK	CAL	FAT	CARB	PRO
			g	g	g
			g	g	g
			g	g	g
NOTES:	TOTALS				

WATER (8-12 oz. per serving)

Day 188 (Date:__/__/____)

TIME	BREAKFAST	CAL	FAT	CARB	PRO
			g	g	g
			g	g	g
			g	g	g
			g	g	g
	SNACK	CAL	FAT	CARB	PRO
			g	g	g
			g	g	g
			g	g	g
	LUNCH	CAL	FAT	CARB	PRO
			g	g	g
			g	g	g
			g	g	g
			g	g	g
			g	g	g
	SNACK	CAL	FAT	CARB	PRO
			g	g	g
			g	g	g
			g	g	g
	DINNER	CAL	FAT	CARB	PRO
			g	g	g
			g	g	g
			g	g	g
			g	g	g
			g	g	g
	SNACK	CAL	FAT	CARB	PRO
			g	g	g
			g	g	g
			g	g	g
	TOTALS				

NOTES:

WATER (8-12 oz. per serving)

Day 189 (Date:__/__/____)

TIME	BREAKFAST	CAL	FAT	CARB	PRO
			g	g	g
			g	g	g
			g	g	g
			g	g	g
	SNACK	CAL	FAT	CARB	PRO
			g	g	g
			g	g	g
			g	g	g
	LUNCH	CAL	FAT	CARB	PRO
			g	g	g
			g	g	g
			g	g	g
			g	g	g
			g	g	g
	SNACK	CAL	FAT	CARB	PRO
			g	g	g
			g	g	g
			g	g	g
	DINNER	CAL	FAT	CARB	PRO
			g	g	g
			g	g	g
			g	g	g
			g	g	g
			g	g	g
	SNACK	CAL	FAT	CARB	PRO
			g	g	g
			g	g	g
			g	g	g
	TOTALS				

NOTES:

WATER (8-12 oz. per serving)

Day 190 (Date:__/__/_____)

TIME	BREAKFAST	CAL	FAT	CARB	PRO
			g	g	g
			g	g	g
			g	g	g
			g	g	g
	SNACK	CAL	FAT	CARB	PRO
			g	g	g
			g	g	g
			g	g	g
	LUNCH	CAL	FAT	CARB	PRO
			g	g	g
			g	g	g
			g	g	g
			g	g	g
			g	g	g
	SNACK	CAL	FAT	CARB	PRO
			g	g	g
			g	g	g
			g	g	g
	DINNER	CAL	FAT	CARB	PRO
			g	g	g
			g	g	g
			g	g	g
			g	g	g
			g	g	g
	SNACK	CAL	FAT	CARB	PRO
			g	g	g
			g	g	g
			g	g	g
	TOTALS				

NOTES:

WATER (8-12 oz. per serving)

Day 191 (Date:__/__/_____)

TIME	BREAKFAST	CAL	FAT	CARB	PRO
			g	g	g
			g	g	g
			g	g	g
			g	g	g
	SNACK	CAL	FAT	CARB	PRO
			g	g	g
			g	g	g
			g	g	g
	LUNCH	CAL	FAT	CARB	PRO
			g	g	g
			g	g	g
			g	g	g
			g	g	g
			g	g	g
	SNACK	CAL	FAT	CARB	PRO
			g	g	g
			g	g	g
			g	g	g
	DINNER	CAL	FAT	CARB	PRO
			g	g	g
			g	g	g
			g	g	g
			g	g	g
			g	g	g
	SNACK	CAL	FAT	CARB	PRO
			g	g	g
			g	g	g
			g	g	g

NOTES:

TOTALS				

WATER (8-12 oz. per serving)

Day 192 (Date:__/__/____)

TIME	BREAKFAST	CAL	FAT	CARB	PRO
			g	g	g
			g	g	g
			g	g	g
			g	g	g
	SNACK	CAL	FAT	CARB	PRO
			g	g	g
			g	g	g
			g	g	g
	LUNCH	CAL	FAT	CARB	PRO
			g	g	g
			g	g	g
			g	g	g
			g	g	g
			g	g	g
	SNACK	CAL	FAT	CARB	PRO
			g	g	g
			g	g	g
			g	g	g
	DINNER	CAL	FAT	CARB	PRO
			g	g	g
			g	g	g
			g	g	g
			g	g	g
			g	g	g
	SNACK	CAL	FAT	CARB	PRO
			g	g	g
			g	g	g
			g	g	g
	TOTALS				

NOTES:

WATER (8-12 oz. per serving)

Day 193 (Date:___/___/_____)

TIME	BREAKFAST	CAL	FAT	CARB	PRO
			g	g	g
			g	g	g
			g	g	g
			g	g	g
	SNACK	CAL	FAT	CARB	PRO
			g	g	g
			g	g	g
			g	g	g
	LUNCH	CAL	FAT	CARB	PRO
			g	g	g
			g	g	g
			g	g	g
			g	g	g
			g	g	g
	SNACK	CAL	FAT	CARB	PRO
			g	g	g
			g	g	g
			g	g	g
	DINNER	CAL	FAT	CARB	PRO
			g	g	g
			g	g	g
			g	g	g
			g	g	g
			g	g	g
	SNACK	CAL	FAT	CARB	PRO
			g	g	g
			g	g	g
			g	g	g
NOTES:	TOTALS				

WATER (8-12 oz. per serving)

Day 194 (Date:__/__/____)

TIME	BREAKFAST	CAL	FAT	CARB	PRO
			g	g	g
			g	g	g
			g	g	g
			g	g	g
	SNACK	CAL	FAT	CARB	PRO
			g	g	g
			g	g	g
			g	g	g
	LUNCH	CAL	FAT	CARB	PRO
			g	g	g
			g	g	g
			g	g	g
			g	g	g
			g	g	g
	SNACK	CAL	FAT	CARB	PRO
			g	g	g
			g	g	g
			g	g	g
	DINNER	CAL	FAT	CARB	PRO
			g	g	g
			g	g	g
			g	g	g
			g	g	g
			g	g	g
	SNACK	CAL	FAT	CARB	PRO
			g	g	g
			g	g	g
			g	g	g
NOTES:	TOTALS				

WATER (8-12 oz. per serving)

Day 195 (Date:___/___/_____)

TIME	BREAKFAST	CAL	FAT	CARB	PRO
			g	g	g
			g	g	g
			g	g	g
			g	g	g
	SNACK	CAL	FAT	CARB	PRO
			g	g	g
			g	g	g
			g	g	g
	LUNCH	CAL	FAT	CARB	PRO
			g	g	g
			g	g	g
			g	g	g
			g	g	g
			g	g	g
	SNACK	CAL	FAT	CARB	PRO
			g	g	g
			g	g	g
			g	g	g
	DINNER	CAL	FAT	CARB	PRO
			g	g	g
			g	g	g
			g	g	g
			g	g	g
			g	g	g
	SNACK	CAL	FAT	CARB	PRO
			g	g	g
			g	g	g
			g	g	g
	TOTALS				

NOTES:

WATER (8-12 oz. per serving)

Day 196 (Date:__/__/____)

TIME	BREAKFAST	CAL	FAT	CARB	PRO
			g	g	g
			g	g	g
			g	g	g
			g	g	g
	SNACK	CAL	FAT	CARB	PRO
			g	g	g
			g	g	g
			g	g	g
	LUNCH	CAL	FAT	CARB	PRO
			g	g	g
			g	g	g
			g	g	g
			g	g	g
			g	g	g
	SNACK	CAL	FAT	CARB	PRO
			g	g	g
			g	g	g
			g	g	g
	DINNER	CAL	FAT	CARB	PRO
			g	g	g
			g	g	g
			g	g	g
			g	g	g
			g	g	g
	SNACK	CAL	FAT	CARB	PRO
			g	g	g
			g	g	g
			g	g	g
	TOTALS				

NOTES:

WATER (8-12 oz. per serving)

Day 197 (Date:__/__/____)

TIME	BREAKFAST	CAL	FAT	CARB	PRO
			g	g	g
			g	g	g
			g	g	g
			g	g	g
	SNACK	CAL	FAT	CARB	PRO
			g	g	g
			g	g	g
			g	g	g
	LUNCH	CAL	FAT	CARB	PRO
			g	g	g
			g	g	g
			g	g	g
			g	g	g
			g	g	g
	SNACK	CAL	FAT	CARB	PRO
			g	g	g
			g	g	g
			g	g	g
	DINNER	CAL	FAT	CARB	PRO
			g	g	g
			g	g	g
			g	g	g
			g	g	g
			g	g	g
	SNACK	CAL	FAT	CARB	PRO
			g	g	g
			g	g	g
			g	g	g
NOTES:	TOTALS				

WATER (8-12 oz. per serving)

Day 198 (Date:__/__/____)

TIME	BREAKFAST	CAL	FAT	CARB	PRO
			g	g	g
			g	g	g
			g	g	g
			g	g	g
	SNACK	CAL	FAT	CARB	PRO
			g	g	g
			g	g	g
			g	g	g
	LUNCH	CAL	FAT	CARB	PRO
			g	g	g
			g	g	g
			g	g	g
			g	g	g
			g	g	g
	SNACK	CAL	FAT	CARB	PRO
			g	g	g
			g	g	g
			g	g	g
	DINNER	CAL	FAT	CARB	PRO
			g	g	g
			g	g	g
			g	g	g
			g	g	g
			g	g	g
	SNACK	CAL	FAT	CARB	PRO
			g	g	g
			g	g	g
			g	g	g
NOTES:	TOTALS				

WATER (8-12 oz. per serving)

Day 199 (Date:___/___/_____)

TIME	BREAKFAST	CAL	FAT	CARB	PRO
			g	g	g
			g	g	g
			g	g	g
			g	g	g
	SNACK	CAL	FAT	CARB	PRO
			g	g	g
			g	g	g
			g	g	g
	LUNCH	CAL	FAT	CARB	PRO
			g	g	g
			g	g	g
			g	g	g
			g	g	g
			g	g	g
	SNACK	CAL	FAT	CARB	PRO
			g	g	g
			g	g	g
			g	g	g
	DINNER	CAL	FAT	CARB	PRO
			g	g	g
			g	g	g
			g	g	g
			g	g	g
			g	g	g
	SNACK	CAL	FAT	CARB	PRO
			g	g	g
			g	g	g
			g	g	g
NOTES:	TOTALS				

WATER (8-12 oz. per serving)

Day 200 (Date:__/__/____)

TIME	BREAKFAST	CAL	FAT	CARB	PRO
			g	g	g
			g	g	g
			g	g	g
			g	g	g
	SNACK	CAL	FAT	CARB	PRO
			g	g	g
			g	g	g
			g	g	g
	LUNCH	CAL	FAT	CARB	PRO
			g	g	g
			g	g	g
			g	g	g
			g	g	g
			g	g	g
	SNACK	CAL	FAT	CARB	PRO
			g	g	g
			g	g	g
			g	g	g
	DINNER	CAL	FAT	CARB	PRO
			g	g	g
			g	g	g
			g	g	g
			g	g	g
			g	g	g
	SNACK	CAL	FAT	CARB	PRO
			g	g	g
			g	g	g
			g	g	g
NOTES:	TOTALS				

WATER (8-12 oz. per serving)

Day 201 (Date:__/__/____)

TIME	BREAKFAST	CAL	FAT	CARB	PRO
			g	g	g
			g	g	g
			g	g	g
			g	g	g
	SNACK	CAL	FAT	CARB	PRO
			g	g	g
			g	g	g
			g	g	g
	LUNCH	CAL	FAT	CARB	PRO
			g	g	g
			g	g	g
			g	g	g
			g	g	g
			g	g	g
	SNACK	CAL	FAT	CARB	PRO
			g	g	g
			g	g	g
			g	g	g
	DINNER	CAL	FAT	CARB	PRO
			g	g	g
			g	g	g
			g	g	g
			g	g	g
			g	g	g
	SNACK	CAL	FAT	CARB	PRO
			g	g	g
			g	g	g
			g	g	g
NOTES:	TOTALS				

WATER (8-12 oz. per serving)

Day 202 (Date:__/__/____)

TIME	BREAKFAST	CAL	FAT	CARB	PRO
			g	g	g
			g	g	g
			g	g	g
			g	g	g
	SNACK	CAL	FAT	CARB	PRO
			g	g	g
			g	g	g
			g	g	g
	LUNCH	CAL	FAT	CARB	PRO
			g	g	g
			g	g	g
			g	g	g
			g	g	g
			g	g	g
	SNACK	CAL	FAT	CARB	PRO
			g	g	g
			g	g	g
			g	g	g
	DINNER	CAL	FAT	CARB	PRO
			g	g	g
			g	g	g
			g	g	g
			g	g	g
			g	g	g
	SNACK	CAL	FAT	CARB	PRO
			g	g	g
			g	g	g
			g	g	g
NOTES:	TOTALS				

WATER (8-12 oz. per serving)

Day 203 (Date:__/__/_____)

TIME	BREAKFAST	CAL	FAT	CARB	PRO
			g	g	g
			g	g	g
			g	g	g
			g	g	g
	SNACK	CAL	FAT	CARB	PRO
			g	g	g
			g	g	g
			g	g	g
	LUNCH	CAL	FAT	CARB	PRO
			g	g	g
			g	g	g
			g	g	g
			g	g	g
			g	g	g
	SNACK	CAL	FAT	CARB	PRO
			g	g	g
			g	g	g
			g	g	g
	DINNER	CAL	FAT	CARB	PRO
			g	g	g
			g	g	g
			g	g	g
			g	g	g
			g	g	g
	SNACK	CAL	FAT	CARB	PRO
			g	g	g
			g	g	g
			g	g	g
	TOTALS				

NOTES:

WATER (8-12 oz. per serving)

Day 204 (Date:__/__/_____)

TIME	BREAKFAST	CAL	FAT	CARB	PRO
			g	g	g
			g	g	g
			g	g	g
			g	g	g
	SNACK	CAL	FAT	CARB	PRO
			g	g	g
			g	g	g
			g	g	g
	LUNCH	CAL	FAT	CARB	PRO
			g	g	g
			g	g	g
			g	g	g
			g	g	g
			g	g	g
	SNACK	CAL	FAT	CARB	PRO
			g	g	g
			g	g	g
			g	g	g
	DINNER	CAL	FAT	CARB	PRO
			g	g	g
			g	g	g
			g	g	g
			g	g	g
			g	g	g
	SNACK	CAL	FAT	CARB	PRO
			g	g	g
			g	g	g
			g	g	g
NOTES:	TOTALS				

WATER (8-12 oz. per serving)

Day 205 (Date:__/__/_____)

TIME	BREAKFAST	CAL	FAT	CARB	PRO
			g	g	g
			g	g	g
			g	g	g
			g	g	g
	SNACK	CAL	FAT	CARB	PRO
			g	g	g
			g	g	g
			g	g	g
	LUNCH	CAL	FAT	CARB	PRO
			g	g	g
			g	g	g
			g	g	g
			g	g	g
			g	g	g
	SNACK	CAL	FAT	CARB	PRO
			g	g	g
			g	g	g
			g	g	g
	DINNER	CAL	FAT	CARB	PRO
			g	g	g
			g	g	g
			g	g	g
			g	g	g
			g	g	g
	SNACK	CAL	FAT	CARB	PRO
			g	g	g
			g	g	g
			g	g	g
	TOTALS				

NOTES:

WATER (8-12 oz. per serving)

Day 206 (Date:__/__/____)

TIME	BREAKFAST	CAL	FAT	CARB	PRO
			g	g	g
			g	g	g
			g	g	g
			g	g	g
	SNACK	CAL	FAT	CARB	PRO
			g	g	g
			g	g	g
			g	g	g
	LUNCH	CAL	FAT	CARB	PRO
			g	g	g
			g	g	g
			g	g	g
			g	g	g
			g	g	g
	SNACK	CAL	FAT	CARB	PRO
			g	g	g
			g	g	g
			g	g	g
	DINNER	CAL	FAT	CARB	PRO
			g	g	g
			g	g	g
			g	g	g
			g	g	g
			g	g	g
	SNACK	CAL	FAT	CARB	PRO
			g	g	g
			g	g	g
			g	g	g
	TOTALS				

NOTES:

WATER (8-12 oz. per serving)

Day 207 (Date:__/__/_____)

TIME	BREAKFAST	CAL	FAT	CARB	PRO
			g	g	g
			g	g	g
			g	g	g
			g	g	g
	SNACK	CAL	FAT	CARB	PRO
			g	g	g
			g	g	g
			g	g	g
	LUNCH	CAL	FAT	CARB	PRO
			g	g	g
			g	g	g
			g	g	g
			g	g	g
			g	g	g
	SNACK	CAL	FAT	CARB	PRO
			g	g	g
			g	g	g
			g	g	g
	DINNER	CAL	FAT	CARB	PRO
			g	g	g
			g	g	g
			g	g	g
			g	g	g
			g	g	g
	SNACK	CAL	FAT	CARB	PRO
			g	g	g
			g	g	g
			g	g	g
	TOTALS				

NOTES:

WATER (8-12 oz. per serving)

Day 208 (Date:__/__/____)

TIME	BREAKFAST	CAL	FAT	CARB	PRO
			g	g	g
			g	g	g
			g	g	g
			g	g	g
	SNACK	CAL	FAT	CARB	PRO
			g	g	g
			g	g	g
			g	g	g
	LUNCH	CAL	FAT	CARB	PRO
			g	g	g
			g	g	g
			g	g	g
			g	g	g
			g	g	g
	SNACK	CAL	FAT	CARB	PRO
			g	g	g
			g	g	g
			g	g	g
	DINNER	CAL	FAT	CARB	PRO
			g	g	g
			g	g	g
			g	g	g
			g	g	g
			g	g	g
	SNACK	CAL	FAT	CARB	PRO
			g	g	g
			g	g	g
			g	g	g
	TOTALS				

NOTES:

WATER (8-12 oz. per serving)

Day 209 (Date:__/__/____)

TIME	BREAKFAST	CAL	FAT	CARB	PRO
			g	g	g
			g	g	g
			g	g	g
			g	g	g
	SNACK	CAL	FAT	CARB	PRO
			g	g	g
			g	g	g
			g	g	g
	LUNCH	CAL	FAT	CARB	PRO
			g	g	g
			g	g	g
			g	g	g
			g	g	g
			g	g	g
	SNACK	CAL	FAT	CARB	PRO
			g	g	g
			g	g	g
			g	g	g
	DINNER	CAL	FAT	CARB	PRO
			g	g	g
			g	g	g
			g	g	g
			g	g	g
			g	g	g
	SNACK	CAL	FAT	CARB	PRO
			g	g	g
			g	g	g
			g	g	g
	TOTALS				

NOTES:

WATER (8-12 oz. per serving)

Day 210 (Date:___/___/_____)

TIME	BREAKFAST	CAL	FAT	CARB	PRO
			g	g	g
			g	g	g
			g	g	g
			g	g	g
	SNACK	CAL	FAT	CARB	PRO
			g	g	g
			g	g	g
			g	g	g
	LUNCH	CAL	FAT	CARB	PRO
			g	g	g
			g	g	g
			g	g	g
			g	g	g
			g	g	g
	SNACK	CAL	FAT	CARB	PRO
			g	g	g
			g	g	g
			g	g	g
	DINNER	CAL	FAT	CARB	PRO
			g	g	g
			g	g	g
			g	g	g
			g	g	g
			g	g	g
	SNACK	CAL	FAT	CARB	PRO
			g	g	g
			g	g	g
			g	g	g
	TOTALS				

NOTES:

WATER (8-12 oz. per serving)

Day 211 (Date:__/__/____)

TIME	BREAKFAST	CAL	FAT	CARB	PRO
			g	g	g
			g	g	g
			g	g	g
			g	g	g
	SNACK	CAL	FAT	CARB	PRO
			g	g	g
			g	g	g
			g	g	g
	LUNCH	CAL	FAT	CARB	PRO
			g	g	g
			g	g	g
			g	g	g
			g	g	g
			g	g	g
	SNACK	CAL	FAT	CARB	PRO
			g	g	g
			g	g	g
			g	g	g
	DINNER	CAL	FAT	CARB	PRO
			g	g	g
			g	g	g
			g	g	g
			g	g	g
			g	g	g
	SNACK	CAL	FAT	CARB	PRO
			g	g	g
			g	g	g
			g	g	g
NOTES:	TOTALS				

WATER (8-12 oz. per serving)

Day 212 (Date:__/__/____)

TIME	BREAKFAST	CAL	FAT	CARB	PRO
			g	g	g
			g	g	g
			g	g	g
			g	g	g
	SNACK	CAL	FAT	CARB	PRO
			g	g	g
			g	g	g
			g	g	g
	LUNCH	CAL	FAT	CARB	PRO
			g	g	g
			g	g	g
			g	g	g
			g	g	g
			g	g	g
	SNACK	CAL	FAT	CARB	PRO
			g	g	g
			g	g	g
			g	g	g
	DINNER	CAL	FAT	CARB	PRO
			g	g	g
			g	g	g
			g	g	g
			g	g	g
			g	g	g
	SNACK	CAL	FAT	CARB	PRO
			g	g	g
			g	g	g
			g	g	g
	TOTALS				

NOTES:

WATER (8-12 oz. per serving)

Day 213 (Date:__/__/____)

TIME	BREAKFAST	CAL	FAT	CARB	PRO
			g	g	g
			g	g	g
			g	g	g
			g	g	g
	SNACK	CAL	FAT	CARB	PRO
			g	g	g
			g	g	g
			g	g	g
	LUNCH	CAL	FAT	CARB	PRO
			g	g	g
			g	g	g
			g	g	g
			g	g	g
			g	g	g
	SNACK	CAL	FAT	CARB	PRO
			g	g	g
			g	g	g
			g	g	g
	DINNER	CAL	FAT	CARB	PRO
			g	g	g
			g	g	g
			g	g	g
			g	g	g
			g	g	g
	SNACK	CAL	FAT	CARB	PRO
			g	g	g
			g	g	g
			g	g	g
NOTES:	TOTALS				

WATER (8-12 oz. per serving)

Day 214 (Date:___/___/______)

TIME	BREAKFAST	CAL	FAT	CARB	PRO
			g	g	g
			g	g	g
			g	g	g
			g	g	g
	SNACK	CAL	FAT	CARB	PRO
			g	g	g
			g	g	g
			g	g	g
	LUNCH	CAL	FAT	CARB	PRO
			g	g	g
			g	g	g
			g	g	g
			g	g	g
			g	g	g
	SNACK	CAL	FAT	CARB	PRO
			g	g	g
			g	g	g
			g	g	g
	DINNER	CAL	FAT	CARB	PRO
			g	g	g
			g	g	g
			g	g	g
			g	g	g
			g	g	g
	SNACK	CAL	FAT	CARB	PRO
			g	g	g
			g	g	g
			g	g	g
NOTES:	TOTALS				

WATER (8-12 oz. per serving)

Day 215 (Date:__/__/____)

TIME	BREAKFAST	CAL	FAT	CARB	PRO
			g	g	g
			g	g	g
			g	g	g
			g	g	g
	SNACK	CAL	FAT	CARB	PRO
			g	g	g
			g	g	g
			g	g	g
	LUNCH	CAL	FAT	CARB	PRO
			g	g	g
			g	g	g
			g	g	g
			g	g	g
			g	g	g
	SNACK	CAL	FAT	CARB	PRO
			g	g	g
			g	g	g
			g	g	g
	DINNER	CAL	FAT	CARB	PRO
			g	g	g
			g	g	g
			g	g	g
			g	g	g
			g	g	g
	SNACK	CAL	FAT	CARB	PRO
			g	g	g
			g	g	g
			g	g	g
	TOTALS				

NOTES:

WATER (8-12 oz. per serving)

Day 216 (Date:__/__/____)

TIME	BREAKFAST	CAL	FAT	CARB	PRO
			g	g	g
			g	g	g
			g	g	g
			g	g	g
	SNACK	CAL	FAT	CARB	PRO
			g	g	g
			g	g	g
			g	g	g
	LUNCH	CAL	FAT	CARB	PRO
			g	g	g
			g	g	g
			g	g	g
			g	g	g
			g	g	g
	SNACK	CAL	FAT	CARB	PRO
			g	g	g
			g	g	g
			g	g	g
	DINNER	CAL	FAT	CARB	PRO
			g	g	g
			g	g	g
			g	g	g
			g	g	g
			g	g	g
	SNACK	CAL	FAT	CARB	PRO
			g	g	g
			g	g	g
			g	g	g
NOTES:	TOTALS				

WATER (8-12 oz. per serving)

Day 217 (Date:__/__/____)

TIME	BREAKFAST	CAL	FAT	CARB	PRO
			g	g	g
			g	g	g
			g	g	g
			g	g	g
	SNACK	CAL	FAT	CARB	PRO
			g	g	g
			g	g	g
			g	g	g
	LUNCH	CAL	FAT	CARB	PRO
			g	g	g
			g	g	g
			g	g	g
			g	g	g
			g	g	g
	SNACK	CAL	FAT	CARB	PRO
			g	g	g
			g	g	g
			g	g	g
	DINNER	CAL	FAT	CARB	PRO
			g	g	g
			g	g	g
			g	g	g
			g	g	g
			g	g	g
	SNACK	CAL	FAT	CARB	PRO
			g	g	g
			g	g	g
			g	g	g
	TOTALS				

NOTES:

WATER (8-12 oz. per serving)

Day 218 (Date:__/__/____)

TIME	BREAKFAST	CAL	FAT	CARB	PRO
			g	g	g
			g	g	g
			g	g	g
			g	g	g
	SNACK	CAL	FAT	CARB	PRO
			g	g	g
			g	g	g
			g	g	g
	LUNCH	CAL	FAT	CARB	PRO
			g	g	g
			g	g	g
			g	g	g
			g	g	g
			g	g	g
	SNACK	CAL	FAT	CARB	PRO
			g	g	g
			g	g	g
			g	g	g
	DINNER	CAL	FAT	CARB	PRO
			g	g	g
			g	g	g
			g	g	g
			g	g	g
			g	g	g
	SNACK	CAL	FAT	CARB	PRO
			g	g	g
			g	g	g
			g	g	g
	TOTALS				

NOTES:

WATER (8-12 oz. per serving)

Day 219 (Date:__/__/____)

TIME	BREAKFAST	CAL	FAT	CARB	PRO
			g	g	g
			g	g	g
			g	g	g
			g	g	g
	SNACK	CAL	FAT	CARB	PRO
			g	g	g
			g	g	g
			g	g	g
	LUNCH	CAL	FAT	CARB	PRO
			g	g	g
			g	g	g
			g	g	g
			g	g	g
			g	g	g
	SNACK	CAL	FAT	CARB	PRO
			g	g	g
			g	g	g
			g	g	g
	DINNER	CAL	FAT	CARB	PRO
			g	g	g
			g	g	g
			g	g	g
			g	g	g
			g	g	g
	SNACK	CAL	FAT	CARB	PRO
			g	g	g
			g	g	g
			g	g	g
	TOTALS				

NOTES:

WATER (8-12 oz. per serving)

Day 220 (Date:__/__/____)

TIME	BREAKFAST	CAL	FAT	CARB	PRO
			g	g	g
			g	g	g
			g	g	g
			g	g	g
	SNACK	CAL	FAT	CARB	PRO
			g	g	g
			g	g	g
			g	g	g
	LUNCH	CAL	FAT	CARB	PRO
			g	g	g
			g	g	g
			g	g	g
			g	g	g
			g	g	g
	SNACK	CAL	FAT	CARB	PRO
			g	g	g
			g	g	g
			g	g	g
	DINNER	CAL	FAT	CARB	PRO
			g	g	g
			g	g	g
			g	g	g
			g	g	g
			g	g	g
	SNACK	CAL	FAT	CARB	PRO
			g	g	g
			g	g	g
			g	g	g
	TOTALS				

NOTES:

WATER (8-12 oz. per serving)

Day 221 (Date:__/__/_____)

TIME	BREAKFAST	CAL	FAT	CARB	PRO
			g	g	g
			g	g	g
			g	g	g
			g	g	g
	SNACK	CAL	FAT	CARB	PRO
			g	g	g
			g	g	g
			g	g	g
	LUNCH	CAL	FAT	CARB	PRO
			g	g	g
			g	g	g
			g	g	g
			g	g	g
			g	g	g
	SNACK	CAL	FAT	CARB	PRO
			g	g	g
			g	g	g
			g	g	g
	DINNER	CAL	FAT	CARB	PRO
			g	g	g
			g	g	g
			g	g	g
			g	g	g
			g	g	g
	SNACK	CAL	FAT	CARB	PRO
			g	g	g
			g	g	g
			g	g	g
	TOTALS				

NOTES:

WATER (8-12 oz. per serving)

Day 222 (Date:___/___/_____)

TIME	BREAKFAST	CAL	FAT	CARB	PRO
			g	g	g
			g	g	g
			g	g	g
			g	g	g
	SNACK	CAL	FAT	CARB	PRO
			g	g	g
			g	g	g
			g	g	g
	LUNCH	CAL	FAT	CARB	PRO
			g	g	g
			g	g	g
			g	g	g
			g	g	g
			g	g	g
	SNACK	CAL	FAT	CARB	PRO
			g	g	g
			g	g	g
			g	g	g
	DINNER	CAL	FAT	CARB	PRO
			g	g	g
			g	g	g
			g	g	g
			g	g	g
			g	g	g
	SNACK	CAL	FAT	CARB	PRO
			g	g	g
			g	g	g
			g	g	g
	TOTALS				

NOTES:

WATER (8-12 oz. per serving)

Day 223 (Date:___/___/______)

TIME	BREAKFAST	CAL	FAT	CARB	PRO
			g	g	g
			g	g	g
			g	g	g
			g	g	g
	SNACK	CAL	FAT	CARB	PRO
			g	g	g
			g	g	g
			g	g	g
	LUNCH	CAL	FAT	CARB	PRO
			g	g	g
			g	g	g
			g	g	g
			g	g	g
			g	g	g
	SNACK	CAL	FAT	CARB	PRO
			g	g	g
			g	g	g
			g	g	g
	DINNER	CAL	FAT	CARB	PRO
			g	g	g
			g	g	g
			g	g	g
			g	g	g
			g	g	g
	SNACK	CAL	FAT	CARB	PRO
			g	g	g
			g	g	g
			g	g	g
	TOTALS				

NOTES:

WATER (8-12 oz. per serving)

Day 224 (Date:__/__/____)

TIME	BREAKFAST	CAL	FAT	CARB	PRO
			g	g	g
			g	g	g
			g	g	g
			g	g	g
	SNACK	CAL	FAT	CARB	PRO
			g	g	g
			g	g	g
			g	g	g
	LUNCH	CAL	FAT	CARB	PRO
			g	g	g
			g	g	g
			g	g	g
			g	g	g
			g	g	g
	SNACK	CAL	FAT	CARB	PRO
			g	g	g
			g	g	g
			g	g	g
	DINNER	CAL	FAT	CARB	PRO
			g	g	g
			g	g	g
			g	g	g
			g	g	g
			g	g	g
	SNACK	CAL	FAT	CARB	PRO
			g	g	g
			g	g	g
			g	g	g
	TOTALS				

NOTES:

WATER (8-12 oz. per serving)

Day 225 (Date:__/__/____)

TIME	BREAKFAST	CAL	FAT	CARB	PRO
			g	g	g
			g	g	g
			g	g	g
			g	g	g
	SNACK	CAL	FAT	CARB	PRO
			g	g	g
			g	g	g
			g	g	g
	LUNCH	CAL	FAT	CARB	PRO
			g	g	g
			g	g	g
			g	g	g
			g	g	g
			g	g	g
	SNACK	CAL	FAT	CARB	PRO
			g	g	g
			g	g	g
			g	g	g
	DINNER	CAL	FAT	CARB	PRO
			g	g	g
			g	g	g
			g	g	g
			g	g	g
			g	g	g
	SNACK	CAL	FAT	CARB	PRO
			g	g	g
			g	g	g
			g	g	g
	TOTALS				

NOTES:

WATER (8-12 oz. per serving)

Day 226 (Date:__/__/____)

TIME	BREAKFAST	CAL	FAT	CARB	PRO
			g	g	g
			g	g	g
			g	g	g
			g	g	g
	SNACK	CAL	FAT	CARB	PRO
			g	g	g
			g	g	g
			g	g	g
	LUNCH	CAL	FAT	CARB	PRO
			g	g	g
			g	g	g
			g	g	g
			g	g	g
			g	g	g
	SNACK	CAL	FAT	CARB	PRO
			g	g	g
			g	g	g
			g	g	g
	DINNER	CAL	FAT	CARB	PRO
			g	g	g
			g	g	g
			g	g	g
			g	g	g
			g	g	g
	SNACK	CAL	FAT	CARB	PRO
			g	g	g
			g	g	g
			g	g	g
	TOTALS				

NOTES:

WATER (8-12 oz. per serving)

Day 227 (Date:___/___/______)

TIME	BREAKFAST	CAL	FAT	CARB	PRO
			g	g	g
			g	g	g
			g	g	g
			g	g	g
	SNACK	CAL	FAT	CARB	PRO
			g	g	g
			g	g	g
			g	g	g
	LUNCH	CAL	FAT	CARB	PRO
			g	g	g
			g	g	g
			g	g	g
			g	g	g
			g	g	g
	SNACK	CAL	FAT	CARB	PRO
			g	g	g
			g	g	g
			g	g	g
	DINNER	CAL	FAT	CARB	PRO
			g	g	g
			g	g	g
			g	g	g
			g	g	g
			g	g	g
	SNACK	CAL	FAT	CARB	PRO
			g	g	g
			g	g	g
			g	g	g
NOTES:	TOTALS				

WATER (8-12 oz. per serving)

Day 228 (Date:__/__/____)

TIME	BREAKFAST	CAL	FAT	CARB	PRO
			g	g	g
			g	g	g
			g	g	g
			g	g	g
	SNACK	CAL	FAT	CARB	PRO
			g	g	g
			g	g	g
			g	g	g
	LUNCH	CAL	FAT	CARB	PRO
			g	g	g
			g	g	g
			g	g	g
			g	g	g
			g	g	g
	SNACK	CAL	FAT	CARB	PRO
			g	g	g
			g	g	g
			g	g	g
	DINNER	CAL	FAT	CARB	PRO
			g	g	g
			g	g	g
			g	g	g
			g	g	g
			g	g	g
	SNACK	CAL	FAT	CARB	PRO
			g	g	g
			g	g	g
			g	g	g
	TOTALS				

NOTES:

WATER (8-12 oz. per serving)

Day 229 (Date:___/___/_____)

TIME	BREAKFAST	CAL	FAT	CARB	PRO
			g	g	g
			g	g	g
			g	g	g
			g	g	g
	SNACK	CAL	FAT	CARB	PRO
			g	g	g
			g	g	g
			g	g	g
	LUNCH	CAL	FAT	CARB	PRO
			g	g	g
			g	g	g
			g	g	g
			g	g	g
			g	g	g
	SNACK	CAL	FAT	CARB	PRO
			g	g	g
			g	g	g
			g	g	g
	DINNER	CAL	FAT	CARB	PRO
			g	g	g
			g	g	g
			g	g	g
			g	g	g
			g	g	g
	SNACK	CAL	FAT	CARB	PRO
			g	g	g
			g	g	g
			g	g	g
	TOTALS				

NOTES:

WATER (8-12 oz. per serving)

Day 230 (Date:__/__/_____)

TIME	BREAKFAST	CAL	FAT	CARB	PRO
			g	g	g
			g	g	g
			g	g	g
			g	g	g
	SNACK	CAL	FAT	CARB	PRO
			g	g	g
			g	g	g
			g	g	g
	LUNCH	CAL	FAT	CARB	PRO
			g	g	g
			g	g	g
			g	g	g
			g	g	g
			g	g	g
	SNACK	CAL	FAT	CARB	PRO
			g	g	g
			g	g	g
			g	g	g
	DINNER	CAL	FAT	CARB	PRO
			g	g	g
			g	g	g
			g	g	g
			g	g	g
			g	g	g
	SNACK	CAL	FAT	CARB	PRO
			g	g	g
			g	g	g
			g	g	g
	TOTALS				

NOTES:

WATER (8-12 oz. per serving)

Day 231 (Date:___/___/_____)

TIME	BREAKFAST	CAL	FAT	CARB	PRO
			g	g	g
			g	g	g
			g	g	g
			g	g	g
	SNACK	CAL	FAT	CARB	PRO
			g	g	g
			g	g	g
			g	g	g
	LUNCH	CAL	FAT	CARB	PRO
			g	g	g
			g	g	g
			g	g	g
			g	g	g
			g	g	g
	SNACK	CAL	FAT	CARB	PRO
			g	g	g
			g	g	g
			g	g	g
	DINNER	CAL	FAT	CARB	PRO
			g	g	g
			g	g	g
			g	g	g
			g	g	g
			g	g	g
	SNACK	CAL	FAT	CARB	PRO
			g	g	g
			g	g	g
			g	g	g
	TOTALS				

NOTES:

WATER (8-12 oz. per serving)

Day 232 (Date:__/__/____)

TIME	BREAKFAST	CAL	FAT	CARB	PRO
			g	g	g
			g	g	g
			g	g	g
			g	g	g
	SNACK	CAL	FAT	CARB	PRO
			g	g	g
			g	g	g
			g	g	g
	LUNCH	CAL	FAT	CARB	PRO
			g	g	g
			g	g	g
			g	g	g
			g	g	g
			g	g	g
	SNACK	CAL	FAT	CARB	PRO
			g	g	g
			g	g	g
			g	g	g
	DINNER	CAL	FAT	CARB	PRO
			g	g	g
			g	g	g
			g	g	g
			g	g	g
			g	g	g
	SNACK	CAL	FAT	CARB	PRO
			g	g	g
			g	g	g
			g	g	g
NOTES:	TOTALS				

WATER (8-12 oz. per serving)

Day 233 (Date:__/__/____)

TIME	BREAKFAST	CAL	FAT	CARB	PRO
			g	g	g
			g	g	g
			g	g	g
			g	g	g
	SNACK	CAL	FAT	CARB	PRO
			g	g	g
			g	g	g
			g	g	g
	LUNCH	CAL	FAT	CARB	PRO
			g	g	g
			g	g	g
			g	g	g
			g	g	g
			g	g	g
	SNACK	CAL	FAT	CARB	PRO
			g	g	g
			g	g	g
			g	g	g
	DINNER	CAL	FAT	CARB	PRO
			g	g	g
			g	g	g
			g	g	g
			g	g	g
			g	g	g
	SNACK	CAL	FAT	CARB	PRO
			g	g	g
			g	g	g
			g	g	g
NOTES:	TOTALS				

WATER (8-12 oz. per serving)

Day 234 (Date:__/__/____)

TIME	BREAKFAST	CAL	FAT	CARB	PRO
			g	g	g
			g	g	g
			g	g	g
			g	g	g
	SNACK	CAL	FAT	CARB	PRO
			g	g	g
			g	g	g
			g	g	g
	LUNCH	CAL	FAT	CARB	PRO
			g	g	g
			g	g	g
			g	g	g
			g	g	g
			g	g	g
	SNACK	CAL	FAT	CARB	PRO
			g	g	g
			g	g	g
			g	g	g
	DINNER	CAL	FAT	CARB	PRO
			g	g	g
			g	g	g
			g	g	g
			g	g	g
			g	g	g
	SNACK	CAL	FAT	CARB	PRO
			g	g	g
			g	g	g
			g	g	g
NOTES:	TOTALS				

WATER (8-12 oz. per serving)

Day 235 (Date:__/__/____)

TIME	BREAKFAST	CAL	FAT	CARB	PRO
			g	g	g
			g	g	g
			g	g	g
			g	g	g
	SNACK	CAL	FAT	CARB	PRO
			g	g	g
			g	g	g
			g	g	g
	LUNCH	CAL	FAT	CARB	PRO
			g	g	g
			g	g	g
			g	g	g
			g	g	g
			g	g	g
	SNACK	CAL	FAT	CARB	PRO
			g	g	g
			g	g	g
			g	g	g
	DINNER	CAL	FAT	CARB	PRO
			g	g	g
			g	g	g
			g	g	g
			g	g	g
			g	g	g
	SNACK	CAL	FAT	CARB	PRO
			g	g	g
			g	g	g
			g	g	g
NOTES:	TOTALS				

WATER (8-12 oz. per serving)

Day 236 (Date:__/__/____)

TIME	BREAKFAST	CAL	FAT	CARB	PRO
			g	g	g
			g	g	g
			g	g	g
			g	g	g
	SNACK	CAL	FAT	CARB	PRO
			g	g	g
			g	g	g
			g	g	g
	LUNCH	CAL	FAT	CARB	PRO
			g	g	g
			g	g	g
			g	g	g
			g	g	g
			g	g	g
	SNACK	CAL	FAT	CARB	PRO
			g	g	g
			g	g	g
			g	g	g
	DINNER	CAL	FAT	CARB	PRO
			g	g	g
			g	g	g
			g	g	g
			g	g	g
			g	g	g
	SNACK	CAL	FAT	CARB	PRO
			g	g	g
			g	g	g
			g	g	g
NOTES:	TOTALS				

WATER (8-12 oz. per serving)

Day 237 (Date:__/__/____)

TIME	BREAKFAST	CAL	FAT	CARB	PRO
			g	g	g
			g	g	g
			g	g	g
			g	g	g
	SNACK	CAL	FAT	CARB	PRO
			g	g	g
			g	g	g
			g	g	g
	LUNCH	CAL	FAT	CARB	PRO
			g	g	g
			g	g	g
			g	g	g
			g	g	g
			g	g	g
	SNACK	CAL	FAT	CARB	PRO
			g	g	g
			g	g	g
			g	g	g
	DINNER	CAL	FAT	CARB	PRO
			g	g	g
			g	g	g
			g	g	g
			g	g	g
			g	g	g
	SNACK	CAL	FAT	CARB	PRO
			g	g	g
			g	g	g
			g	g	g
NOTES:	TOTALS				

WATER (8-12 oz. per serving)

Day 238 (Date:__/__/_____)

TIME	BREAKFAST	CAL	FAT	CARB	PRO
			g	g	g
			g	g	g
			g	g	g
			g	g	g
	SNACK	CAL	FAT	CARB	PRO
			g	g	g
			g	g	g
			g	g	g
	LUNCH	CAL	FAT	CARB	PRO
			g	g	g
			g	g	g
			g	g	g
			g	g	g
			g	g	g
	SNACK	CAL	FAT	CARB	PRO
			g	g	g
			g	g	g
			g	g	g
	DINNER	CAL	FAT	CARB	PRO
			g	g	g
			g	g	g
			g	g	g
			g	g	g
			g	g	g
	SNACK	CAL	FAT	CARB	PRO
			g	g	g
			g	g	g
			g	g	g
	TOTALS				

NOTES:

WATER (8-12 oz. per serving)

Day 239 (Date:__/__/____)

TIME	BREAKFAST	CAL	FAT	CARB	PRO
			g	g	g
			g	g	g
			g	g	g
			g	g	g
	SNACK	CAL	FAT	CARB	PRO
			g	g	g
			g	g	g
			g	g	g
	LUNCH	CAL	FAT	CARB	PRO
			g	g	g
			g	g	g
			g	g	g
			g	g	g
			g	g	g
	SNACK	CAL	FAT	CARB	PRO
			g	g	g
			g	g	g
			g	g	g
	DINNER	CAL	FAT	CARB	PRO
			g	g	g
			g	g	g
			g	g	g
			g	g	g
			g	g	g
	SNACK	CAL	FAT	CARB	PRO
			g	g	g
			g	g	g
			g	g	g

NOTES:

TOTALS				

WATER (8-12 oz. per serving)

Day 240 (Date:__/__/____)

TIME	BREAKFAST	CAL	FAT	CARB	PRO
			g	g	g
			g	g	g
			g	g	g
			g	g	g
	SNACK	CAL	FAT	CARB	PRO
			g	g	g
			g	g	g
			g	g	g
	LUNCH	CAL	FAT	CARB	PRO
			g	g	g
			g	g	g
			g	g	g
			g	g	g
			g	g	g
	SNACK	CAL	FAT	CARB	PRO
			g	g	g
			g	g	g
			g	g	g
	DINNER	CAL	FAT	CARB	PRO
			g	g	g
			g	g	g
			g	g	g
			g	g	g
			g	g	g
	SNACK	CAL	FAT	CARB	PRO
			g	g	g
			g	g	g
			g	g	g
	TOTALS				

NOTES:

WATER (8-12 oz. per serving)

Day 241 (Date:__/__/____)

TIME	BREAKFAST	CAL	FAT	CARB	PRO
			g	g	g
			g	g	g
			g	g	g
			g	g	g
	SNACK	CAL	FAT	CARB	PRO
			g	g	g
			g	g	g
			g	g	g
	LUNCH	CAL	FAT	CARB	PRO
			g	g	g
			g	g	g
			g	g	g
			g	g	g
			g	g	g
	SNACK	CAL	FAT	CARB	PRO
			g	g	g
			g	g	g
			g	g	g
	DINNER	CAL	FAT	CARB	PRO
			g	g	g
			g	g	g
			g	g	g
			g	g	g
			g	g	g
	SNACK	CAL	FAT	CARB	PRO
			g	g	g
			g	g	g
			g	g	g
	TOTALS				

NOTES:

WATER (8-12 oz. per serving)

Day 242 (Date:__/__/____)

TIME	BREAKFAST	CAL	FAT	CARB	PRO
			g	g	g
			g	g	g
			g	g	g
			g	g	g
	SNACK	CAL	FAT	CARB	PRO
			g	g	g
			g	g	g
			g	g	g
	LUNCH	CAL	FAT	CARB	PRO
			g	g	g
			g	g	g
			g	g	g
			g	g	g
			g	g	g
	SNACK	CAL	FAT	CARB	PRO
			g	g	g
			g	g	g
			g	g	g
	DINNER	CAL	FAT	CARB	PRO
			g	g	g
			g	g	g
			g	g	g
			g	g	g
			g	g	g
	SNACK	CAL	FAT	CARB	PRO
			g	g	g
			g	g	g
			g	g	g
	TOTALS				

NOTES:

WATER (8-12 oz. per serving)

Day 243 (Date:__/__/____)

TIME	BREAKFAST	CAL	FAT	CARB	PRO
			g	g	g
			g	g	g
			g	g	g
			g	g	g
	SNACK	CAL	FAT	CARB	PRO
			g	g	g
			g	g	g
			g	g	g
	LUNCH	CAL	FAT	CARB	PRO
			g	g	g
			g	g	g
			g	g	g
			g	g	g
			g	g	g
	SNACK	CAL	FAT	CARB	PRO
			g	g	g
			g	g	g
			g	g	g
	DINNER	CAL	FAT	CARB	PRO
			g	g	g
			g	g	g
			g	g	g
			g	g	g
			g	g	g
	SNACK	CAL	FAT	CARB	PRO
			g	g	g
			g	g	g
			g	g	g
	TOTALS				

NOTES:

WATER (8-12 oz. per serving)

Day 244 (Date:__/__/____)

TIME	BREAKFAST	CAL	FAT	CARB	PRO
			g	g	g
			g	g	g
			g	g	g
			g	g	g
	SNACK	CAL	FAT	CARB	PRO
			g	g	g
			g	g	g
			g	g	g
	LUNCH	CAL	FAT	CARB	PRO
			g	g	g
			g	g	g
			g	g	g
			g	g	g
			g	g	g
	SNACK	CAL	FAT	CARB	PRO
			g	g	g
			g	g	g
			g	g	g
	DINNER	CAL	FAT	CARB	PRO
			g	g	g
			g	g	g
			g	g	g
			g	g	g
			g	g	g
	SNACK	CAL	FAT	CARB	PRO
			g	g	g
			g	g	g
			g	g	g
	TOTALS				

NOTES:

WATER (8-12 oz. per serving)

Day 245 (Date:___/___/_____)

TIME	BREAKFAST	CAL	FAT	CARB	PRO
			g	g	g
			g	g	g
			g	g	g
			g	g	g
	SNACK	CAL	FAT	CARB	PRO
			g	g	g
			g	g	g
			g	g	g
	LUNCH	CAL	FAT	CARB	PRO
			g	g	g
			g	g	g
			g	g	g
			g	g	g
			g	g	g
	SNACK	CAL	FAT	CARB	PRO
			g	g	g
			g	g	g
			g	g	g
	DINNER	CAL	FAT	CARB	PRO
			g	g	g
			g	g	g
			g	g	g
			g	g	g
			g	g	g
	SNACK	CAL	FAT	CARB	PRO
			g	g	g
			g	g	g
			g	g	g
NOTES:	TOTALS				

WATER (8-12 oz. per serving)

Day 246 (Date:__/__/____)

TIME	BREAKFAST	CAL	FAT	CARB	PRO
			g	g	g
			g	g	g
			g	g	g
			g	g	g
	SNACK	CAL	FAT	CARB	PRO
			g	g	g
			g	g	g
			g	g	g
	LUNCH	CAL	FAT	CARB	PRO
			g	g	g
			g	g	g
			g	g	g
			g	g	g
			g	g	g
	SNACK	CAL	FAT	CARB	PRO
			g	g	g
			g	g	g
			g	g	g
	DINNER	CAL	FAT	CARB	PRO
			g	g	g
			g	g	g
			g	g	g
			g	g	g
			g	g	g
	SNACK	CAL	FAT	CARB	PRO
			g	g	g
			g	g	g
			g	g	g

NOTES:

TOTALS				

WATER (8-12 oz. per serving)

Day 247 (Date:___/___/_____)

TIME	BREAKFAST	CAL	FAT	CARB	PRO
			g	g	g
			g	g	g
			g	g	g
			g	g	g
	SNACK	CAL	FAT	CARB	PRO
			g	g	g
			g	g	g
			g	g	g
	LUNCH	CAL	FAT	CARB	PRO
			g	g	g
			g	g	g
			g	g	g
			g	g	g
			g	g	g
	SNACK	CAL	FAT	CARB	PRO
			g	g	g
			g	g	g
			g	g	g
	DINNER	CAL	FAT	CARB	PRO
			g	g	g
			g	g	g
			g	g	g
			g	g	g
			g	g	g
	SNACK	CAL	FAT	CARB	PRO
			g	g	g
			g	g	g
			g	g	g
	TOTALS				

NOTES:

WATER (8-12 oz. per serving)

Day 248 (Date:__/__/____)

TIME	BREAKFAST	CAL	FAT	CARB	PRO
			g	g	g
			g	g	g
			g	g	g
			g	g	g
	SNACK	CAL	FAT	CARB	PRO
			g	g	g
			g	g	g
			g	g	g
	LUNCH	CAL	FAT	CARB	PRO
			g	g	g
			g	g	g
			g	g	g
			g	g	g
			g	g	g
	SNACK	CAL	FAT	CARB	PRO
			g	g	g
			g	g	g
			g	g	g
	DINNER	CAL	FAT	CARB	PRO
			g	g	g
			g	g	g
			g	g	g
			g	g	g
			g	g	g
	SNACK	CAL	FAT	CARB	PRO
			g	g	g
			g	g	g
			g	g	g
NOTES:	TOTALS				

WATER (8-12 oz. per serving)

Day 249 (Date:__/__/____)

TIME	BREAKFAST	CAL	FAT	CARB	PRO
			g	g	g
			g	g	g
			g	g	g
			g	g	g
	SNACK	**CAL**	**FAT**	**CARB**	**PRO**
			g	g	g
			g	g	g
			g	g	g
	LUNCH	**CAL**	**FAT**	**CARB**	**PRO**
			g	g	g
			g	g	g
			g	g	g
			g	g	g
			g	g	g
	SNACK	**CAL**	**FAT**	**CARB**	**PRO**
			g	g	g
			g	g	g
			g	g	g
	DINNER	**CAL**	**FAT**	**CARB**	**PRO**
			g	g	g
			g	g	g
			g	g	g
			g	g	g
			g	g	g
	SNACK	**CAL**	**FAT**	**CARB**	**PRO**
			g	g	g
			g	g	g
			g	g	g
	TOTALS				

NOTES:

WATER (8-12 oz. per serving)

Day 250 (Date:__/__/____)

TIME	BREAKFAST	CAL	FAT	CARB	PRO
			g	g	g
			g	g	g
			g	g	g
			g	g	g
	SNACK	CAL	FAT	CARB	PRO
			g	g	g
			g	g	g
			g	g	g
	LUNCH	CAL	FAT	CARB	PRO
			g	g	g
			g	g	g
			g	g	g
			g	g	g
			g	g	g
	SNACK	CAL	FAT	CARB	PRO
			g	g	g
			g	g	g
			g	g	g
	DINNER	CAL	FAT	CARB	PRO
			g	g	g
			g	g	g
			g	g	g
			g	g	g
			g	g	g
	SNACK	CAL	FAT	CARB	PRO
			g	g	g
			g	g	g
			g	g	g
	TOTALS				

NOTES:

WATER (8-12 oz. per serving)

Day 251 (Date:__/__/____)

TIME	BREAKFAST	CAL	FAT	CARB	PRO
			g	g	g
			g	g	g
			g	g	g
			g	g	g
	SNACK	CAL	FAT	CARB	PRO
			g	g	g
			g	g	g
			g	g	g
	LUNCH	CAL	FAT	CARB	PRO
			g	g	g
			g	g	g
			g	g	g
			g	g	g
			g	g	g
	SNACK	CAL	FAT	CARB	PRO
			g	g	g
			g	g	g
			g	g	g
	DINNER	CAL	FAT	CARB	PRO
			g	g	g
			g	g	g
			g	g	g
			g	g	g
			g	g	g
	SNACK	CAL	FAT	CARB	PRO
			g	g	g
			g	g	g
			g	g	g
NOTES:	TOTALS				

WATER (8-12 oz. per serving)

Day 252 (Date:__/__/____)

TIME	BREAKFAST	CAL	FAT	CARB	PRO
			g	g	g
			g	g	g
			g	g	g
			g	g	g
	SNACK	CAL	FAT	CARB	PRO
			g	g	g
			g	g	g
			g	g	g
	LUNCH	CAL	FAT	CARB	PRO
			g	g	g
			g	g	g
			g	g	g
			g	g	g
			g	g	g
	SNACK	CAL	FAT	CARB	PRO
			g	g	g
			g	g	g
			g	g	g
	DINNER	CAL	FAT	CARB	PRO
			g	g	g
			g	g	g
			g	g	g
			g	g	g
			g	g	g
	SNACK	CAL	FAT	CARB	PRO
			g	g	g
			g	g	g
			g	g	g
NOTES:	TOTALS				

WATER (8-12 oz. per serving)

Day 253 (Date:__/__/____)

TIME	BREAKFAST	CAL	FAT	CARB	PRO
			g	g	g
			g	g	g
			g	g	g
			g	g	g
	SNACK	CAL	FAT	CARB	PRO
			g	g	g
			g	g	g
			g	g	g
	LUNCH	CAL	FAT	CARB	PRO
			g	g	g
			g	g	g
			g	g	g
			g	g	g
			g	g	g
	SNACK	CAL	FAT	CARB	PRO
			g	g	g
			g	g	g
			g	g	g
	DINNER	CAL	FAT	CARB	PRO
			g	g	g
			g	g	g
			g	g	g
			g	g	g
			g	g	g
	SNACK	CAL	FAT	CARB	PRO
			g	g	g
			g	g	g
			g	g	g
NOTES:	TOTALS				

WATER (8-12 oz. per serving)

Day 254 (Date:__/__/____)

TIME	BREAKFAST	CAL	FAT	CARB	PRO
			g	g	g
			g	g	g
			g	g	g
			g	g	g
	SNACK	CAL	FAT	CARB	PRO
			g	g	g
			g	g	g
			g	g	g
	LUNCH	CAL	FAT	CARB	PRO
			g	g	g
			g	g	g
			g	g	g
			g	g	g
			g	g	g
	SNACK	CAL	FAT	CARB	PRO
			g	g	g
			g	g	g
			g	g	g
	DINNER	CAL	FAT	CARB	PRO
			g	g	g
			g	g	g
			g	g	g
			g	g	g
			g	g	g
	SNACK	CAL	FAT	CARB	PRO
			g	g	g
			g	g	g
			g	g	g
	TOTALS				

NOTES:

WATER (8-12 oz. per serving)

Day 255 (Date:__/__/____)

TIME	BREAKFAST	CAL	FAT	CARB	PRO
			g	g	g
			g	g	g
			g	g	g
			g	g	g
	SNACK	CAL	FAT	CARB	PRO
			g	g	g
			g	g	g
			g	g	g
	LUNCH	CAL	FAT	CARB	PRO
			g	g	g
			g	g	g
			g	g	g
			g	g	g
			g	g	g
	SNACK	CAL	FAT	CARB	PRO
			g	g	g
			g	g	g
			g	g	g
	DINNER	CAL	FAT	CARB	PRO
			g	g	g
			g	g	g
			g	g	g
			g	g	g
			g	g	g
	SNACK	CAL	FAT	CARB	PRO
			g	g	g
			g	g	g
			g	g	g
NOTES:	TOTALS				

WATER (8-12 oz. per serving)

Day 256 (Date:__/__/____)

TIME	BREAKFAST	CAL	FAT	CARB	PRO
			g	g	g
			g	g	g
			g	g	g
			g	g	g
	SNACK	CAL	FAT	CARB	PRO
			g	g	g
			g	g	g
			g	g	g
	LUNCH	CAL	FAT	CARB	PRO
			g	g	g
			g	g	g
			g	g	g
			g	g	g
			g	g	g
	SNACK	CAL	FAT	CARB	PRO
			g	g	g
			g	g	g
			g	g	g
	DINNER	CAL	FAT	CARB	PRO
			g	g	g
			g	g	g
			g	g	g
			g	g	g
			g	g	g
	SNACK	CAL	FAT	CARB	PRO
			g	g	g
			g	g	g
			g	g	g
NOTES:	TOTALS				

WATER (8-12 oz. per serving)

Day 257 (Date:__/__/_____)

TIME	BREAKFAST	CAL	FAT	CARB	PRO
			g	g	g
			g	g	g
			g	g	g
			g	g	g
	SNACK	CAL	FAT	CARB	PRO
			g	g	g
			g	g	g
			g	g	g
	LUNCH	CAL	FAT	CARB	PRO
			g	g	g
			g	g	g
			g	g	g
			g	g	g
			g	g	g
	SNACK	CAL	FAT	CARB	PRO
			g	g	g
			g	g	g
			g	g	g
	DINNER	CAL	FAT	CARB	PRO
			g	g	g
			g	g	g
			g	g	g
			g	g	g
			g	g	g
	SNACK	CAL	FAT	CARB	PRO
			g	g	g
			g	g	g
			g	g	g
	TOTALS				

NOTES:

WATER (8-12 oz. per serving)

Day 258 (Date:__/__/_____)

TIME	BREAKFAST	CAL	FAT	CARB	PRO
			g	g	g
			g	g	g
			g	g	g
			g	g	g
	SNACK	CAL	FAT	CARB	PRO
			g	g	g
			g	g	g
			g	g	g
	LUNCH	CAL	FAT	CARB	PRO
			g	g	g
			g	g	g
			g	g	g
			g	g	g
			g	g	g
	SNACK	CAL	FAT	CARB	PRO
			g	g	g
			g	g	g
			g	g	g
	DINNER	CAL	FAT	CARB	PRO
			g	g	g
			g	g	g
			g	g	g
			g	g	g
			g	g	g
	SNACK	CAL	FAT	CARB	PRO
			g	g	g
			g	g	g
			g	g	g
	TOTALS				

NOTES:

WATER (8-12 oz. per serving)

Day 259 (Date:___/___/_____)

TIME	BREAKFAST	CAL	FAT	CARB	PRO
			g	g	g
			g	g	g
			g	g	g
			g	g	g
	SNACK	CAL	FAT	CARB	PRO
			g	g	g
			g	g	g
			g	g	g
	LUNCH	CAL	FAT	CARB	PRO
			g	g	g
			g	g	g
			g	g	g
			g	g	g
			g	g	g
	SNACK	CAL	FAT	CARB	PRO
			g	g	g
			g	g	g
			g	g	g
	DINNER	CAL	FAT	CARB	PRO
			g	g	g
			g	g	g
			g	g	g
			g	g	g
			g	g	g
	SNACK	CAL	FAT	CARB	PRO
			g	g	g
			g	g	g
			g	g	g
	TOTALS				

NOTES:

WATER (8-12 oz. per serving)

Day 260 (Date:__/__/____)

TIME	BREAKFAST	CAL	FAT	CARB	PRO
			g	g	g
			g	g	g
			g	g	g
			g	g	g
	SNACK	CAL	FAT	CARB	PRO
			g	g	g
			g	g	g
			g	g	g
	LUNCH	CAL	FAT	CARB	PRO
			g	g	g
			g	g	g
			g	g	g
			g	g	g
			g	g	g
	SNACK	CAL	FAT	CARB	PRO
			g	g	g
			g	g	g
			g	g	g
	DINNER	CAL	FAT	CARB	PRO
			g	g	g
			g	g	g
			g	g	g
			g	g	g
			g	g	g
	SNACK	CAL	FAT	CARB	PRO
			g	g	g
			g	g	g
			g	g	g
	TOTALS				

NOTES:

WATER (8-12 oz. per serving)

Day 261 (Date:__/__/____)

TIME	BREAKFAST	CAL	FAT	CARB	PRO
			g	g	g
			g	g	g
			g	g	g
			g	g	g
	SNACK	CAL	FAT	CARB	PRO
			g	g	g
			g	g	g
			g	g	g
	LUNCH	CAL	FAT	CARB	PRO
			g	g	g
			g	g	g
			g	g	g
			g	g	g
			g	g	g
	SNACK	CAL	FAT	CARB	PRO
			g	g	g
			g	g	g
			g	g	g
	DINNER	CAL	FAT	CARB	PRO
			g	g	g
			g	g	g
			g	g	g
			g	g	g
			g	g	g
	SNACK	CAL	FAT	CARB	PRO
			g	g	g
			g	g	g
			g	g	g
	TOTALS				

NOTES:

WATER (8-12 oz. per serving)

Day 262 (Date:__/__/____)

TIME	BREAKFAST	CAL	FAT	CARB	PRO
			g	g	g
			g	g	g
			g	g	g
			g	g	g
	SNACK	CAL	FAT	CARB	PRO
			g	g	g
			g	g	g
			g	g	g
	LUNCH	CAL	FAT	CARB	PRO
			g	g	g
			g	g	g
			g	g	g
			g	g	g
			g	g	g
	SNACK	CAL	FAT	CARB	PRO
			g	g	g
			g	g	g
			g	g	g
	DINNER	CAL	FAT	CARB	PRO
			g	g	g
			g	g	g
			g	g	g
			g	g	g
			g	g	g
	SNACK	CAL	FAT	CARB	PRO
			g	g	g
			g	g	g
			g	g	g
	TOTALS				

NOTES:

WATER (8-12 oz. per serving)

Day 263 (Date:___/___/______)

TIME	BREAKFAST	CAL	FAT	CARB	PRO
			g	g	g
			g	g	g
			g	g	g
			g	g	g
	SNACK	CAL	FAT	CARB	PRO
			g	g	g
			g	g	g
			g	g	g
	LUNCH	CAL	FAT	CARB	PRO
			g	g	g
			g	g	g
			g	g	g
			g	g	g
			g	g	g
	SNACK	CAL	FAT	CARB	PRO
			g	g	g
			g	g	g
			g	g	g
	DINNER	CAL	FAT	CARB	PRO
			g	g	g
			g	g	g
			g	g	g
			g	g	g
			g	g	g
	SNACK	CAL	FAT	CARB	PRO
			g	g	g
			g	g	g
			g	g	g
	TOTALS				

NOTES:

WATER (8-12 oz. per serving)

Day 264 (Date:__/__/____)

TIME	BREAKFAST	CAL	FAT	CARB	PRO
			g	g	g
			g	g	g
			g	g	g
			g	g	g
	SNACK	CAL	FAT	CARB	PRO
			g	g	g
			g	g	g
			g	g	g
	LUNCH	CAL	FAT	CARB	PRO
			g	g	g
			g	g	g
			g	g	g
			g	g	g
			g	g	g
	SNACK	CAL	FAT	CARB	PRO
			g	g	g
			g	g	g
			g	g	g
	DINNER	CAL	FAT	CARB	PRO
			g	g	g
			g	g	g
			g	g	g
			g	g	g
			g	g	g
	SNACK	CAL	FAT	CARB	PRO
			g	g	g
			g	g	g
			g	g	g
	TOTALS				

NOTES:

WATER (8-12 oz. per serving)

Day 265 (Date:___/___/_____)

TIME	BREAKFAST	CAL	FAT	CARB	PRO
			g	g	g
			g	g	g
			g	g	g
			g	g	g
	SNACK	CAL	FAT	CARB	PRO
			g	g	g
			g	g	g
			g	g	g
	LUNCH	CAL	FAT	CARB	PRO
			g	g	g
			g	g	g
			g	g	g
			g	g	g
			g	g	g
	SNACK	CAL	FAT	CARB	PRO
			g	g	g
			g	g	g
			g	g	g
	DINNER	CAL	FAT	CARB	PRO
			g	g	g
			g	g	g
			g	g	g
			g	g	g
			g	g	g
	SNACK	CAL	FAT	CARB	PRO
			g	g	g
			g	g	g
			g	g	g
	TOTALS				

NOTES:

WATER (8-12 oz. per serving)

Day 266 (Date:__/__/_____)

TIME	BREAKFAST	CAL	FAT	CARB	PRO
			g	g	g
			g	g	g
			g	g	g
			g	g	g
	SNACK	CAL	FAT	CARB	PRO
			g	g	g
			g	g	g
			g	g	g
	LUNCH	CAL	FAT	CARB	PRO
			g	g	g
			g	g	g
			g	g	g
			g	g	g
			g	g	g
	SNACK	CAL	FAT	CARB	PRO
			g	g	g
			g	g	g
			g	g	g
	DINNER	CAL	FAT	CARB	PRO
			g	g	g
			g	g	g
			g	g	g
			g	g	g
			g	g	g
	SNACK	CAL	FAT	CARB	PRO
			g	g	g
			g	g	g
			g	g	g
NOTES:	TOTALS				

WATER (8-12 oz. per serving)

Day 267 (Date:___/___/_____)

TIME	BREAKFAST	CAL	FAT	CARB	PRO
			g	g	g
			g	g	g
			g	g	g
			g	g	g
	SNACK	CAL	FAT	CARB	PRO
			g	g	g
			g	g	g
			g	g	g
	LUNCH	CAL	FAT	CARB	PRO
			g	g	g
			g	g	g
			g	g	g
			g	g	g
			g	g	g
	SNACK	CAL	FAT	CARB	PRO
			g	g	g
			g	g	g
			g	g	g
	DINNER	CAL	FAT	CARB	PRO
			g	g	g
			g	g	g
			g	g	g
			g	g	g
			g	g	g
	SNACK	CAL	FAT	CARB	PRO
			g	g	g
			g	g	g
			g	g	g
	TOTALS				

NOTES:

WATER (8-12 oz. per serving)

Day 268 (Date:__/__/____)

TIME	BREAKFAST	CAL	FAT	CARB	PRO
			g	g	g
			g	g	g
			g	g	g
			g	g	g
	SNACK	CAL	FAT	CARB	PRO
			g	g	g
			g	g	g
			g	g	g
	LUNCH	CAL	FAT	CARB	PRO
			g	g	g
			g	g	g
			g	g	g
			g	g	g
			g	g	g
	SNACK	CAL	FAT	CARB	PRO
			g	g	g
			g	g	g
			g	g	g
	DINNER	CAL	FAT	CARB	PRO
			g	g	g
			g	g	g
			g	g	g
			g	g	g
			g	g	g
	SNACK	CAL	FAT	CARB	PRO
			g	g	g
			g	g	g
			g	g	g
	TOTALS				

NOTES:

WATER (8-12 oz. per serving)

Day 269 (Date:__/__/____)

TIME	BREAKFAST	CAL	FAT	CARB	PRO
			g	g	g
			g	g	g
			g	g	g
			g	g	g
	SNACK	CAL	FAT	CARB	PRO
			g	g	g
			g	g	g
			g	g	g
	LUNCH	CAL	FAT	CARB	PRO
			g	g	g
			g	g	g
			g	g	g
			g	g	g
			g	g	g
	SNACK	CAL	FAT	CARB	PRO
			g	g	g
			g	g	g
			g	g	g
	DINNER	CAL	FAT	CARB	PRO
			g	g	g
			g	g	g
			g	g	g
			g	g	g
			g	g	g
	SNACK	CAL	FAT	CARB	PRO
			g	g	g
			g	g	g
			g	g	g
	TOTALS				

NOTES:

WATER (8-12 oz. per serving)

Day 270 (Date:___/___/_____)

TIME	BREAKFAST	CAL	FAT	CARB	PRO
			g	g	g
			g	g	g
			g	g	g
			g	g	g
	SNACK	CAL	FAT	CARB	PRO
			g	g	g
			g	g	g
			g	g	g
	LUNCH	CAL	FAT	CARB	PRO
			g	g	g
			g	g	g
			g	g	g
			g	g	g
			g	g	g
	SNACK	CAL	FAT	CARB	PRO
			g	g	g
			g	g	g
			g	g	g
	DINNER	CAL	FAT	CARB	PRO
			g	g	g
			g	g	g
			g	g	g
			g	g	g
			g	g	g
	SNACK	CAL	FAT	CARB	PRO
			g	g	g
			g	g	g
			g	g	g
	TOTALS				

NOTES:

WATER (8-12 oz. per serving)

Day 271 (Date:__/__/____)

TIME	BREAKFAST	CAL	FAT	CARB	PRO
			g	g	g
			g	g	g
			g	g	g
			g	g	g
	SNACK	CAL	FAT	CARB	PRO
			g	g	g
			g	g	g
			g	g	g
	LUNCH	CAL	FAT	CARB	PRO
			g	g	g
			g	g	g
			g	g	g
			g	g	g
			g	g	g
	SNACK	CAL	FAT	CARB	PRO
			g	g	g
			g	g	g
			g	g	g
	DINNER	CAL	FAT	CARB	PRO
			g	g	g
			g	g	g
			g	g	g
			g	g	g
			g	g	g
	SNACK	CAL	FAT	CARB	PRO
			g	g	g
			g	g	g
			g	g	g
	TOTALS				

NOTES:

WATER (8-12 oz. per serving)

Day 272 (Date:__/__/____)

TIME	BREAKFAST	CAL	FAT	CARB	PRO
			g	g	g
			g	g	g
			g	g	g
			g	g	g
	SNACK	CAL	FAT	CARB	PRO
			g	g	g
			g	g	g
			g	g	g
	LUNCH	CAL	FAT	CARB	PRO
			g	g	g
			g	g	g
			g	g	g
			g	g	g
			g	g	g
	SNACK	CAL	FAT	CARB	PRO
			g	g	g
			g	g	g
			g	g	g
	DINNER	CAL	FAT	CARB	PRO
			g	g	g
			g	g	g
			g	g	g
			g	g	g
			g	g	g
	SNACK	CAL	FAT	CARB	PRO
			g	g	g
			g	g	g
			g	g	g
NOTES:	TOTALS				

WATER (8-12 oz. per serving)

Day 273 (Date:__/__/____)

TIME	BREAKFAST	CAL	FAT	CARB	PRO
			g	g	g
			g	g	g
			g	g	g
			g	g	g
	SNACK	CAL	FAT	CARB	PRO
			g	g	g
			g	g	g
			g	g	g
	LUNCH	CAL	FAT	CARB	PRO
			g	g	g
			g	g	g
			g	g	g
			g	g	g
			g	g	g
	SNACK	CAL	FAT	CARB	PRO
			g	g	g
			g	g	g
			g	g	g
	DINNER	CAL	FAT	CARB	PRO
			g	g	g
			g	g	g
			g	g	g
			g	g	g
			g	g	g
	SNACK	CAL	FAT	CARB	PRO
			g	g	g
			g	g	g
			g	g	g
NOTES:	TOTALS				

WATER (8-12 oz. per serving)

3RD QUARTER NOTES

Day 274 (Date:__/__/____)

TIME	BREAKFAST	CAL	FAT	CARB	PRO
			g	g	g
			g	g	g
			g	g	g
			g	g	g
	SNACK	CAL	FAT	CARB	PRO
			g	g	g
			g	g	g
			g	g	g
	LUNCH	CAL	FAT	CARB	PRO
			g	g	g
			g	g	g
			g	g	g
			g	g	g
			g	g	g
	SNACK	CAL	FAT	CARB	PRO
			g	g	g
			g	g	g
			g	g	g
	DINNER	CAL	FAT	CARB	PRO
			g	g	g
			g	g	g
			g	g	g
			g	g	g
			g	g	g
	SNACK	CAL	FAT	CARB	PRO
			g	g	g
			g	g	g
			g	g	g
	TOTALS				

NOTES:

WATER (8-12 oz. per serving)

Day 275 (Date:__/__/____)

TIME	BREAKFAST	CAL	FAT	CARB	PRO
			g	g	g
			g	g	g
			g	g	g
			g	g	g
	SNACK	CAL	FAT	CARB	PRO
			g	g	g
			g	g	g
			g	g	g
	LUNCH	CAL	FAT	CARB	PRO
			g	g	g
			g	g	g
			g	g	g
			g	g	g
			g	g	g
	SNACK	CAL	FAT	CARB	PRO
			g	g	g
			g	g	g
			g	g	g
	DINNER	CAL	FAT	CARB	PRO
			g	g	g
			g	g	g
			g	g	g
			g	g	g
			g	g	g
	SNACK	CAL	FAT	CARB	PRO
			g	g	g
			g	g	g
			g	g	g
NOTES:	TOTALS				

WATER (8-12 oz. per serving)

Day 276 (Date:__/__/____)

TIME	BREAKFAST	CAL	FAT	CARB	PRO
			g	g	g
			g	g	g
			g	g	g
			g	g	g
	SNACK	CAL	FAT	CARB	PRO
			g	g	g
			g	g	g
			g	g	g
	LUNCH	CAL	FAT	CARB	PRO
			g	g	g
			g	g	g
			g	g	g
			g	g	g
			g	g	g
	SNACK	CAL	FAT	CARB	PRO
			g	g	g
			g	g	g
			g	g	g
	DINNER	CAL	FAT	CARB	PRO
			g	g	g
			g	g	g
			g	g	g
			g	g	g
			g	g	g
	SNACK	CAL	FAT	CARB	PRO
			g	g	g
			g	g	g
			g	g	g
NOTES:	TOTALS				

WATER (8-12 oz. per serving)

Day 277 (Date:__/__/_____)

TIME	BREAKFAST	CAL	FAT	CARB	PRO
			g	g	g
			g	g	g
			g	g	g
			g	g	g
	SNACK	CAL	FAT	CARB	PRO
			g	g	g
			g	g	g
			g	g	g
	LUNCH	CAL	FAT	CARB	PRO
			g	g	g
			g	g	g
			g	g	g
			g	g	g
			g	g	g
	SNACK	CAL	FAT	CARB	PRO
			g	g	g
			g	g	g
			g	g	g
	DINNER	CAL	FAT	CARB	PRO
			g	g	g
			g	g	g
			g	g	g
			g	g	g
			g	g	g
	SNACK	CAL	FAT	CARB	PRO
			g	g	g
			g	g	g
			g	g	g
	TOTALS				

NOTES:

WATER (8-12 oz. per serving)

Day 278 (Date:___/___/_____)

TIME	BREAKFAST	CAL	FAT	CARB	PRO
			g	g	g
			g	g	g
			g	g	g
			g	g	g
	SNACK	CAL	FAT	CARB	PRO
			g	g	g
			g	g	g
			g	g	g
	LUNCH	CAL	FAT	CARB	PRO
			g	g	g
			g	g	g
			g	g	g
			g	g	g
			g	g	g
	SNACK	CAL	FAT	CARB	PRO
			g	g	g
			g	g	g
			g	g	g
	DINNER	CAL	FAT	CARB	PRO
			g	g	g
			g	g	g
			g	g	g
			g	g	g
			g	g	g
	SNACK	CAL	FAT	CARB	PRO
			g	g	g
			g	g	g
			g	g	g
	TOTALS				

NOTES:

WATER (8-12 oz. per serving)

Day 279 (Date:__/__/____)

TIME	BREAKFAST	CAL	FAT	CARB	PRO
			g	g	g
			g	g	g
			g	g	g
			g	g	g
	SNACK	CAL	FAT	CARB	PRO
			g	g	g
			g	g	g
			g	g	g
	LUNCH	CAL	FAT	CARB	PRO
			g	g	g
			g	g	g
			g	g	g
			g	g	g
			g	g	g
	SNACK	CAL	FAT	CARB	PRO
			g	g	g
			g	g	g
			g	g	g
	DINNER	CAL	FAT	CARB	PRO
			g	g	g
			g	g	g
			g	g	g
			g	g	g
			g	g	g
	SNACK	CAL	FAT	CARB	PRO
			g	g	g
			g	g	g
			g	g	g
NOTES:	TOTALS				

WATER (8-12 oz. per serving)

Day 280 (Date:__/__/____)

TIME	BREAKFAST	CAL	FAT	CARB	PRO
			g	g	g
			g	g	g
			g	g	g
			g	g	g
	SNACK	CAL	FAT	CARB	PRO
			g	g	g
			g	g	g
			g	g	g
	LUNCH	CAL	FAT	CARB	PRO
			g	g	g
			g	g	g
			g	g	g
			g	g	g
			g	g	g
	SNACK	CAL	FAT	CARB	PRO
			g	g	g
			g	g	g
			g	g	g
	DINNER	CAL	FAT	CARB	PRO
			g	g	g
			g	g	g
			g	g	g
			g	g	g
			g	g	g
	SNACK	CAL	FAT	CARB	PRO
			g	g	g
			g	g	g
			g	g	g
	TOTALS				

NOTES:

WATER (8-12 oz. per serving)

Day 281 (Date:__/__/____)

TIME	BREAKFAST	CAL	FAT	CARB	PRO
			g	g	g
			g	g	g
			g	g	g
			g	g	g
	SNACK	CAL	FAT	CARB	PRO
			g	g	g
			g	g	g
			g	g	g
	LUNCH	CAL	FAT	CARB	PRO
			g	g	g
			g	g	g
			g	g	g
			g	g	g
			g	g	g
	SNACK	CAL	FAT	CARB	PRO
			g	g	g
			g	g	g
			g	g	g
	DINNER	CAL	FAT	CARB	PRO
			g	g	g
			g	g	g
			g	g	g
			g	g	g
			g	g	g
	SNACK	CAL	FAT	CARB	PRO
			g	g	g
			g	g	g
			g	g	g
	TOTALS				

NOTES:

WATER (8-12 oz. per serving)

Day 282 (Date:___/___/_____)

TIME	BREAKFAST	CAL	FAT	CARB	PRO
			g	g	g
			g	g	g
			g	g	g
			g	g	g
	SNACK	CAL	FAT	CARB	PRO
			g	g	g
			g	g	g
			g	g	g
	LUNCH	CAL	FAT	CARB	PRO
			g	g	g
			g	g	g
			g	g	g
			g	g	g
			g	g	g
	SNACK	CAL	FAT	CARB	PRO
			g	g	g
			g	g	g
			g	g	g
	DINNER	CAL	FAT	CARB	PRO
			g	g	g
			g	g	g
			g	g	g
			g	g	g
			g	g	g
	SNACK	CAL	FAT	CARB	PRO
			g	g	g
			g	g	g
			g	g	g
	TOTALS				

NOTES:

WATER (8-12 oz. per serving)

Day 283 (Date:__/__/____)

TIME	BREAKFAST	CAL	FAT	CARB	PRO
			g	g	g
			g	g	g
			g	g	g
			g	g	g
	SNACK	**CAL**	**FAT**	**CARB**	**PRO**
			g	g	g
			g	g	g
			g	g	g
	LUNCH	**CAL**	**FAT**	**CARB**	**PRO**
			g	g	g
			g	g	g
			g	g	g
			g	g	g
			g	g	g
	SNACK	**CAL**	**FAT**	**CARB**	**PRO**
			g	g	g
			g	g	g
			g	g	g
	DINNER	**CAL**	**FAT**	**CARB**	**PRO**
			g	g	g
			g	g	g
			g	g	g
			g	g	g
			g	g	g
	SNACK	**CAL**	**FAT**	**CARB**	**PRO**
			g	g	g
			g	g	g
			g	g	g
	TOTALS				

NOTES:

WATER (8-12 oz. per serving)

Day 284 (Date:__/__/____)

TIME	BREAKFAST	CAL	FAT	CARB	PRO
			g	g	g
			g	g	g
			g	g	g
			g	g	g
	SNACK	CAL	FAT	CARB	PRO
			g	g	g
			g	g	g
			g	g	g
	LUNCH	CAL	FAT	CARB	PRO
			g	g	g
			g	g	g
			g	g	g
			g	g	g
			g	g	g
	SNACK	CAL	FAT	CARB	PRO
			g	g	g
			g	g	g
			g	g	g
	DINNER	CAL	FAT	CARB	PRO
			g	g	g
			g	g	g
			g	g	g
			g	g	g
			g	g	g
	SNACK	CAL	FAT	CARB	PRO
			g	g	g
			g	g	g
			g	g	g
	TOTALS				

NOTES:

WATER (8-12 oz. per serving)

Day 285 (Date:__/__/____)

TIME	BREAKFAST	CAL	FAT	CARB	PRO
			g	g	g
			g	g	g
			g	g	g
			g	g	g
	SNACK	CAL	FAT	CARB	PRO
			g	g	g
			g	g	g
			g	g	g
	LUNCH	CAL	FAT	CARB	PRO
			g	g	g
			g	g	g
			g	g	g
			g	g	g
			g	g	g
	SNACK	CAL	FAT	CARB	PRO
			g	g	g
			g	g	g
			g	g	g
	DINNER	CAL	FAT	CARB	PRO
			g	g	g
			g	g	g
			g	g	g
			g	g	g
			g	g	g
	SNACK	CAL	FAT	CARB	PRO
			g	g	g
			g	g	g
			g	g	g
	TOTALS				

NOTES:

WATER (8-12 oz. per serving)

Day 286 (Date:__/__/____)

TIME	BREAKFAST	CAL	FAT	CARB	PRO
			g	g	g
			g	g	g
			g	g	g
			g	g	g
	SNACK	CAL	FAT	CARB	PRO
			g	g	g
			g	g	g
			g	g	g
	LUNCH	CAL	FAT	CARB	PRO
			g	g	g
			g	g	g
			g	g	g
			g	g	g
			g	g	g
	SNACK	CAL	FAT	CARB	PRO
			g	g	g
			g	g	g
			g	g	g
	DINNER	CAL	FAT	CARB	PRO
			g	g	g
			g	g	g
			g	g	g
			g	g	g
			g	g	g
	SNACK	CAL	FAT	CARB	PRO
			g	g	g
			g	g	g
			g	g	g
	TOTALS				

NOTES:

WATER (8-12 oz. per serving)

Day 287 (Date:__/__/____)

TIME	BREAKFAST	CAL	FAT	CARB	PRO
			g	g	g
			g	g	g
			g	g	g
			g	g	g
	SNACK	CAL	FAT	CARB	PRO
			g	g	g
			g	g	g
			g	g	g
	LUNCH	CAL	FAT	CARB	PRO
			g	g	g
			g	g	g
			g	g	g
			g	g	g
			g	g	g
	SNACK	CAL	FAT	CARB	PRO
			g	g	g
			g	g	g
			g	g	g
	DINNER	CAL	FAT	CARB	PRO
			g	g	g
			g	g	g
			g	g	g
			g	g	g
			g	g	g
	SNACK	CAL	FAT	CARB	PRO
			g	g	g
			g	g	g
			g	g	g
	TOTALS				

NOTES:

WATER (8-12 oz. per serving)

Day 288 (Date:__/__/____)

TIME	BREAKFAST	CAL	FAT	CARB	PRO
			g	g	g
			g	g	g
			g	g	g
			g	g	g
	SNACK	CAL	FAT	CARB	PRO
			g	g	g
			g	g	g
			g	g	g
	LUNCH	CAL	FAT	CARB	PRO
			g	g	g
			g	g	g
			g	g	g
			g	g	g
			g	g	g
	SNACK	CAL	FAT	CARB	PRO
			g	g	g
			g	g	g
			g	g	g
	DINNER	CAL	FAT	CARB	PRO
			g	g	g
			g	g	g
			g	g	g
			g	g	g
			g	g	g
	SNACK	CAL	FAT	CARB	PRO
			g	g	g
			g	g	g
			g	g	g
NOTES:	TOTALS				

WATER (8-12 oz. per serving)

Day 289 (Date:__/__/_____)

TIME	BREAKFAST	CAL	FAT	CARB	PRO
			g	g	g
			g	g	g
			g	g	g
			g	g	g
	SNACK	CAL	FAT	CARB	PRO
			g	g	g
			g	g	g
			g	g	g
	LUNCH	CAL	FAT	CARB	PRO
			g	g	g
			g	g	g
			g	g	g
			g	g	g
			g	g	g
	SNACK	CAL	FAT	CARB	PRO
			g	g	g
			g	g	g
			g	g	g
	DINNER	CAL	FAT	CARB	PRO
			g	g	g
			g	g	g
			g	g	g
			g	g	g
			g	g	g
	SNACK	CAL	FAT	CARB	PRO
			g	g	g
			g	g	g
			g	g	g
	TOTALS				

NOTES:

WATER (8-12 oz. per serving)

Day 290 (Date:___/___/_____)

TIME	BREAKFAST	CAL	FAT	CARB	PRO
			g	g	g
			g	g	g
			g	g	g
			g	g	g
	SNACK	CAL	FAT	CARB	PRO
			g	g	g
			g	g	g
			g	g	g
	LUNCH	CAL	FAT	CARB	PRO
			g	g	g
			g	g	g
			g	g	g
			g	g	g
			g	g	g
	SNACK	CAL	FAT	CARB	PRO
			g	g	g
			g	g	g
			g	g	g
	DINNER	CAL	FAT	CARB	PRO
			g	g	g
			g	g	g
			g	g	g
			g	g	g
			g	g	g
	SNACK	CAL	FAT	CARB	PRO
			g	g	g
			g	g	g
			g	g	g
NOTES:	TOTALS				

WATER (8-12 oz. per serving)

Day 291 (Date:__/__/_____)

TIME	BREAKFAST	CAL	FAT	CARB	PRO
			g	g	g
			g	g	g
			g	g	g
			g	g	g
	SNACK	CAL	FAT	CARB	PRO
			g	g	g
			g	g	g
			g	g	g
	LUNCH	CAL	FAT	CARB	PRO
			g	g	g
			g	g	g
			g	g	g
			g	g	g
			g	g	g
	SNACK	CAL	FAT	CARB	PRO
			g	g	g
			g	g	g
			g	g	g
	DINNER	CAL	FAT	CARB	PRO
			g	g	g
			g	g	g
			g	g	g
			g	g	g
			g	g	g
	SNACK	CAL	FAT	CARB	PRO
			g	g	g
			g	g	g
			g	g	g
	TOTALS				

NOTES:

WATER (8-12 oz. per serving)

Day 292 (Date:___/___/______)

TIME	BREAKFAST	CAL	FAT	CARB	PRO
			g	g	g
			g	g	g
			g	g	g
			g	g	g
	SNACK	CAL	FAT	CARB	PRO
			g	g	g
			g	g	g
			g	g	g
	LUNCH	CAL	FAT	CARB	PRO
			g	g	g
			g	g	g
			g	g	g
			g	g	g
			g	g	g
	SNACK	CAL	FAT	CARB	PRO
			g	g	g
			g	g	g
			g	g	g
	DINNER	CAL	FAT	CARB	PRO
			g	g	g
			g	g	g
			g	g	g
			g	g	g
			g	g	g
	SNACK	CAL	FAT	CARB	PRO
			g	g	g
			g	g	g
			g	g	g
	TOTALS				

NOTES:

WATER (8-12 oz. per serving)

Day 293 (Date:__/__/____)

TIME	BREAKFAST	CAL	FAT	CARB	PRO
			g	g	g
			g	g	g
			g	g	g
			g	g	g
	SNACK	CAL	FAT	CARB	PRO
			g	g	g
			g	g	g
			g	g	g
	LUNCH	CAL	FAT	CARB	PRO
			g	g	g
			g	g	g
			g	g	g
			g	g	g
			g	g	g
	SNACK	CAL	FAT	CARB	PRO
			g	g	g
			g	g	g
			g	g	g
	DINNER	CAL	FAT	CARB	PRO
			g	g	g
			g	g	g
			g	g	g
			g	g	g
			g	g	g
	SNACK	CAL	FAT	CARB	PRO
			g	g	g
			g	g	g
			g	g	g
NOTES:	TOTALS				

WATER (8-12 oz. per serving)

Day 294 (Date:___/___/_____)

TIME	BREAKFAST	CAL	FAT	CARB	PRO
			g	g	g
			g	g	g
			g	g	g
			g	g	g
	SNACK	CAL	FAT	CARB	PRO
			g	g	g
			g	g	g
			g	g	g
	LUNCH	CAL	FAT	CARB	PRO
			g	g	g
			g	g	g
			g	g	g
			g	g	g
			g	g	g
	SNACK	CAL	FAT	CARB	PRO
			g	g	g
			g	g	g
			g	g	g
	DINNER	CAL	FAT	CARB	PRO
			g	g	g
			g	g	g
			g	g	g
			g	g	g
			g	g	g
	SNACK	CAL	FAT	CARB	PRO
			g	g	g
			g	g	g
			g	g	g
NOTES:	TOTALS				

WATER (8-12 oz. per serving)

Day 295 (Date:___/___/______)

TIME	BREAKFAST	CAL	FAT	CARB	PRO
			g	g	g
			g	g	g
			g	g	g
			g	g	g
	SNACK	CAL	FAT	CARB	PRO
			g	g	g
			g	g	g
			g	g	g
	LUNCH	CAL	FAT	CARB	PRO
			g	g	g
			g	g	g
			g	g	g
			g	g	g
			g	g	g
	SNACK	CAL	FAT	CARB	PRO
			g	g	g
			g	g	g
			g	g	g
	DINNER	CAL	FAT	CARB	PRO
			g	g	g
			g	g	g
			g	g	g
			g	g	g
			g	g	g
	SNACK	CAL	FAT	CARB	PRO
			g	g	g
			g	g	g
			g	g	g
	TOTALS				

NOTES:

WATER (8-12 oz. per serving)

Day 296 (Date:___/___/_____)

TIME	BREAKFAST	CAL	FAT	CARB	PRO
			g	g	g
			g	g	g
			g	g	g
			g	g	g
	SNACK	CAL	FAT	CARB	PRO
			g	g	g
			g	g	g
			g	g	g
	LUNCH	CAL	FAT	CARB	PRO
			g	g	g
			g	g	g
			g	g	g
			g	g	g
			g	g	g
	SNACK	CAL	FAT	CARB	PRO
			g	g	g
			g	g	g
			g	g	g
	DINNER	CAL	FAT	CARB	PRO
			g	g	g
			g	g	g
			g	g	g
			g	g	g
			g	g	g
	SNACK	CAL	FAT	CARB	PRO
			g	g	g
			g	g	g
			g	g	g
	TOTALS				

NOTES:

WATER (8-12 oz. per serving)

Day 297 (Date:__/__/____)

TIME	BREAKFAST	CAL	FAT	CARB	PRO
			g	g	g
			g	g	g
			g	g	g
			g	g	g
	SNACK	CAL	FAT	CARB	PRO
			g	g	g
			g	g	g
			g	g	g
	LUNCH	CAL	FAT	CARB	PRO
			g	g	g
			g	g	g
			g	g	g
			g	g	g
			g	g	g
	SNACK	CAL	FAT	CARB	PRO
			g	g	g
			g	g	g
			g	g	g
	DINNER	CAL	FAT	CARB	PRO
			g	g	g
			g	g	g
			g	g	g
			g	g	g
			g	g	g
	SNACK	CAL	FAT	CARB	PRO
			g	g	g
			g	g	g
			g	g	g
NOTES:	TOTALS				

WATER (8-12 oz. per serving)

Day 298 (Date:___/___/_____)

TIME	BREAKFAST	CAL	FAT	CARB	PRO
			g	g	g
			g	g	g
			g	g	g
			g	g	g
	SNACK	CAL	FAT	CARB	PRO
			g	g	g
			g	g	g
			g	g	g
	LUNCH	CAL	FAT	CARB	PRO
			g	g	g
			g	g	g
			g	g	g
			g	g	g
			g	g	g
	SNACK	CAL	FAT	CARB	PRO
			g	g	g
			g	g	g
			g	g	g
	DINNER	CAL	FAT	CARB	PRO
			g	g	g
			g	g	g
			g	g	g
			g	g	g
			g	g	g
	SNACK	CAL	FAT	CARB	PRO
			g	g	g
			g	g	g
			g	g	g
NOTES:	TOTALS				

WATER (8-12 oz. per serving)

Day 299 (Date:__/__/____)

TIME	BREAKFAST	CAL	FAT	CARB	PRO
			g	g	g
			g	g	g
			g	g	g
			g	g	g
	SNACK	**CAL**	**FAT**	**CARB**	**PRO**
			g	g	g
			g	g	g
			g	g	g
	LUNCH	**CAL**	**FAT**	**CARB**	**PRO**
			g	g	g
			g	g	g
			g	g	g
			g	g	g
			g	g	g
	SNACK	**CAL**	**FAT**	**CARB**	**PRO**
			g	g	g
			g	g	g
			g	g	g
	DINNER	**CAL**	**FAT**	**CARB**	**PRO**
			g	g	g
			g	g	g
			g	g	g
			g	g	g
			g	g	g
	SNACK	**CAL**	**FAT**	**CARB**	**PRO**
			g	g	g
			g	g	g
			g	g	g
NOTES:	TOTALS				

WATER (8-12 oz. per serving)

Day 300 (Date:___/___/_____)

TIME	BREAKFAST	CAL	FAT	CARB	PRO
			g	g	g
			g	g	g
			g	g	g
			g	g	g
	SNACK	**CAL**	**FAT**	**CARB**	**PRO**
			g	g	g
			g	g	g
			g	g	g
	LUNCH	**CAL**	**FAT**	**CARB**	**PRO**
			g	g	g
			g	g	g
			g	g	g
			g	g	g
			g	g	g
	SNACK	**CAL**	**FAT**	**CARB**	**PRO**
			g	g	g
			g	g	g
			g	g	g
	DINNER	**CAL**	**FAT**	**CARB**	**PRO**
			g	g	g
			g	g	g
			g	g	g
			g	g	g
			g	g	g
	SNACK	**CAL**	**FAT**	**CARB**	**PRO**
			g	g	g
			g	g	g
			g	g	g
NOTES:	TOTALS				

WATER (8-12 oz. per serving)

Day 301 (Date:__/__/____)

TIME	BREAKFAST	CAL	FAT	CARB	PRO
			g	g	g
			g	g	g
			g	g	g
			g	g	g
	SNACK	CAL	FAT	CARB	PRO
			g	g	g
			g	g	g
			g	g	g
	LUNCH	CAL	FAT	CARB	PRO
			g	g	g
			g	g	g
			g	g	g
			g	g	g
			g	g	g
	SNACK	CAL	FAT	CARB	PRO
			g	g	g
			g	g	g
			g	g	g
	DINNER	CAL	FAT	CARB	PRO
			g	g	g
			g	g	g
			g	g	g
			g	g	g
			g	g	g
	SNACK	CAL	FAT	CARB	PRO
			g	g	g
			g	g	g
			g	g	g
NOTES:	TOTALS				

WATER (8-12 oz. per serving)

Day 302 (Date:__/__/_____)

TIME	BREAKFAST	CAL	FAT	CARB	PRO
			g	g	g
			g	g	g
			g	g	g
			g	g	g
	SNACK	CAL	FAT	CARB	PRO
			g	g	g
			g	g	g
			g	g	g
	LUNCH	CAL	FAT	CARB	PRO
			g	g	g
			g	g	g
			g	g	g
			g	g	g
			g	g	g
	SNACK	CAL	FAT	CARB	PRO
			g	g	g
			g	g	g
			g	g	g
	DINNER	CAL	FAT	CARB	PRO
			g	g	g
			g	g	g
			g	g	g
			g	g	g
			g	g	g
	SNACK	CAL	FAT	CARB	PRO
			g	g	g
			g	g	g
			g	g	g
	TOTALS				

NOTES:

WATER (8-12 oz. per serving)

Day 303 (Date:__/__/____)

TIME	BREAKFAST	CAL	FAT	CARB	PRO
			g	g	g
			g	g	g
			g	g	g
			g	g	g
	SNACK	CAL	FAT	CARB	PRO
			g	g	g
			g	g	g
			g	g	g
	LUNCH	CAL	FAT	CARB	PRO
			g	g	g
			g	g	g
			g	g	g
			g	g	g
			g	g	g
	SNACK	CAL	FAT	CARB	PRO
			g	g	g
			g	g	g
			g	g	g
	DINNER	CAL	FAT	CARB	PRO
			g	g	g
			g	g	g
			g	g	g
			g	g	g
			g	g	g
	SNACK	CAL	FAT	CARB	PRO
			g	g	g
			g	g	g
			g	g	g
	TOTALS				

NOTES:

WATER (8-12 oz. per serving)

Day 304 (Date:__/__/____)

TIME	BREAKFAST	CAL	FAT	CARB	PRO
			g	g	g
			g	g	g
			g	g	g
			g	g	g
	SNACK	CAL	FAT	CARB	PRO
			g	g	g
			g	g	g
			g	g	g
	LUNCH	CAL	FAT	CARB	PRO
			g	g	g
			g	g	g
			g	g	g
			g	g	g
			g	g	g
	SNACK	CAL	FAT	CARB	PRO
			g	g	g
			g	g	g
			g	g	g
	DINNER	CAL	FAT	CARB	PRO
			g	g	g
			g	g	g
			g	g	g
			g	g	g
			g	g	g
	SNACK	CAL	FAT	CARB	PRO
			g	g	g
			g	g	g
			g	g	g
	TOTALS				

NOTES:

WATER (8-12 oz. per serving)

Day 305 (Date:__/__/____)

TIME	BREAKFAST	CAL	FAT	CARB	PRO
			g	g	g
			g	g	g
			g	g	g
			g	g	g
	SNACK	CAL	FAT	CARB	PRO
			g	g	g
			g	g	g
			g	g	g
	LUNCH	CAL	FAT	CARB	PRO
			g	g	g
			g	g	g
			g	g	g
			g	g	g
			g	g	g
	SNACK	CAL	FAT	CARB	PRO
			g	g	g
			g	g	g
			g	g	g
	DINNER	CAL	FAT	CARB	PRO
			g	g	g
			g	g	g
			g	g	g
			g	g	g
			g	g	g
	SNACK	CAL	FAT	CARB	PRO
			g	g	g
			g	g	g
			g	g	g
	TOTALS				

NOTES:

WATER (8-12 oz. per serving)

Day 306 (Date:__/__/____)

TIME	BREAKFAST	CAL	FAT	CARB	PRO
			g	g	g
			g	g	g
			g	g	g
			g	g	g
	SNACK	CAL	FAT	CARB	PRO
			g	g	g
			g	g	g
			g	g	g
	LUNCH	CAL	FAT	CARB	PRO
			g	g	g
			g	g	g
			g	g	g
			g	g	g
			g	g	g
	SNACK	CAL	FAT	CARB	PRO
			g	g	g
			g	g	g
			g	g	g
	DINNER	CAL	FAT	CARB	PRO
			g	g	g
			g	g	g
			g	g	g
			g	g	g
			g	g	g
	SNACK	CAL	FAT	CARB	PRO
			g	g	g
			g	g	g
			g	g	g
	TOTALS				

NOTES:

WATER (8-12 oz. per serving)

Day 307 (Date:__/__/____)

TIME	BREAKFAST	CAL	FAT	CARB	PRO
			g	g	g
			g	g	g
			g	g	g
			g	g	g
	SNACK	CAL	FAT	CARB	PRO
			g	g	g
			g	g	g
			g	g	g
	LUNCH	CAL	FAT	CARB	PRO
			g	g	g
			g	g	g
			g	g	g
			g	g	g
			g	g	g
	SNACK	CAL	FAT	CARB	PRO
			g	g	g
			g	g	g
			g	g	g
	DINNER	CAL	FAT	CARB	PRO
			g	g	g
			g	g	g
			g	g	g
			g	g	g
			g	g	g
	SNACK	CAL	FAT	CARB	PRO
			g	g	g
			g	g	g
			g	g	g
	TOTALS				

NOTES:

WATER (8-12 oz. per serving)

Day 308 (Date:__/__/____)

TIME	BREAKFAST	CAL	FAT	CARB	PRO
			g	g	g
			g	g	g
			g	g	g
			g	g	g
	SNACK	CAL	FAT	CARB	PRO
			g	g	g
			g	g	g
			g	g	g
	LUNCH	CAL	FAT	CARB	PRO
			g	g	g
			g	g	g
			g	g	g
			g	g	g
			g	g	g
	SNACK	CAL	FAT	CARB	PRO
			g	g	g
			g	g	g
			g	g	g
	DINNER	CAL	FAT	CARB	PRO
			g	g	g
			g	g	g
			g	g	g
			g	g	g
			g	g	g
	SNACK	CAL	FAT	CARB	PRO
			g	g	g
			g	g	g
			g	g	g
NOTES:	TOTALS				

WATER (8-12 oz. per serving)

Day 309 (Date:__/__/____)

TIME	BREAKFAST	CAL	FAT	CARB	PRO
			g	g	g
			g	g	g
			g	g	g
			g	g	g
	SNACK	CAL	FAT	CARB	PRO
			g	g	g
			g	g	g
			g	g	g
	LUNCH	CAL	FAT	CARB	PRO
			g	g	g
			g	g	g
			g	g	g
			g	g	g
			g	g	g
	SNACK	CAL	FAT	CARB	PRO
			g	g	g
			g	g	g
			g	g	g
	DINNER	CAL	FAT	CARB	PRO
			g	g	g
			g	g	g
			g	g	g
			g	g	g
			g	g	g
	SNACK	CAL	FAT	CARB	PRO
			g	g	g
			g	g	g
			g	g	g
NOTES:	TOTALS				

WATER (8-12 oz. per serving)

Day 310 (Date:__/__/____)

TIME	BREAKFAST	CAL	FAT	CARB	PRO
			g	g	g
			g	g	g
			g	g	g
			g	g	g
	SNACK	CAL	FAT	CARB	PRO
			g	g	g
			g	g	g
			g	g	g
	LUNCH	CAL	FAT	CARB	PRO
			g	g	g
			g	g	g
			g	g	g
			g	g	g
			g	g	g
	SNACK	CAL	FAT	CARB	PRO
			g	g	g
			g	g	g
			g	g	g
	DINNER	CAL	FAT	CARB	PRO
			g	g	g
			g	g	g
			g	g	g
			g	g	g
			g	g	g
	SNACK	CAL	FAT	CARB	PRO
			g	g	g
			g	g	g
			g	g	g
	TOTALS				

NOTES:

WATER (8-12 oz. per serving)

Day 311 (Date:__/__/____)

TIME	BREAKFAST	CAL	FAT	CARB	PRO
			g	g	g
			g	g	g
			g	g	g
			g	g	g
	SNACK	CAL	FAT	CARB	PRO
			g	g	g
			g	g	g
			g	g	g
	LUNCH	CAL	FAT	CARB	PRO
			g	g	g
			g	g	g
			g	g	g
			g	g	g
			g	g	g
	SNACK	CAL	FAT	CARB	PRO
			g	g	g
			g	g	g
			g	g	g
	DINNER	CAL	FAT	CARB	PRO
			g	g	g
			g	g	g
			g	g	g
			g	g	g
			g	g	g
	SNACK	CAL	FAT	CARB	PRO
			g	g	g
			g	g	g
			g	g	g
NOTES:	TOTALS				

WATER (8-12 oz. per serving)

Day 312 (Date:___/___/_____)

TIME	BREAKFAST	CAL	FAT	CARB	PRO
			g	g	g
			g	g	g
			g	g	g
			g	g	g
	SNACK	CAL	FAT	CARB	PRO
			g	g	g
			g	g	g
			g	g	g
	LUNCH	CAL	FAT	CARB	PRO
			g	g	g
			g	g	g
			g	g	g
			g	g	g
			g	g	g
	SNACK	CAL	FAT	CARB	PRO
			g	g	g
			g	g	g
			g	g	g
	DINNER	CAL	FAT	CARB	PRO
			g	g	g
			g	g	g
			g	g	g
			g	g	g
			g	g	g
	SNACK	CAL	FAT	CARB	PRO
			g	g	g
			g	g	g
			g	g	g
	TOTALS				

NOTES:

WATER (8-12 oz. per serving)

Day 313 (Date:___/___/_____)

TIME	BREAKFAST	CAL	FAT	CARB	PRO
			g	g	g
			g	g	g
			g	g	g
			g	g	g
	SNACK	CAL	FAT	CARB	PRO
			g	g	g
			g	g	g
			g	g	g
	LUNCH	CAL	FAT	CARB	PRO
			g	g	g
			g	g	g
			g	g	g
			g	g	g
			g	g	g
	SNACK	CAL	FAT	CARB	PRO
			g	g	g
			g	g	g
			g	g	g
	DINNER	CAL	FAT	CARB	PRO
			g	g	g
			g	g	g
			g	g	g
			g	g	g
			g	g	g
	SNACK	CAL	FAT	CARB	PRO
			g	g	g
			g	g	g
			g	g	g
	TOTALS				

NOTES:

WATER (8-12 oz. per serving)

Day 314 (Date:__/__/____)

TIME	BREAKFAST	CAL	FAT	CARB	PRO
			g	g	g
			g	g	g
			g	g	g
			g	g	g
	SNACK	CAL	FAT	CARB	PRO
			g	g	g
			g	g	g
			g	g	g
	LUNCH	CAL	FAT	CARB	PRO
			g	g	g
			g	g	g
			g	g	g
			g	g	g
			g	g	g
	SNACK	CAL	FAT	CARB	PRO
			g	g	g
			g	g	g
			g	g	g
	DINNER	CAL	FAT	CARB	PRO
			g	g	g
			g	g	g
			g	g	g
			g	g	g
			g	g	g
	SNACK	CAL	FAT	CARB	PRO
			g	g	g
			g	g	g
			g	g	g
NOTES:	TOTALS				

WATER (8-12 oz. per serving)

Day 315 (Date:__/__/____)

TIME	BREAKFAST	CAL	FAT	CARB	PRO
			g	g	g
			g	g	g
			g	g	g
			g	g	g
	SNACK	CAL	FAT	CARB	PRO
			g	g	g
			g	g	g
			g	g	g
	LUNCH	CAL	FAT	CARB	PRO
			g	g	g
			g	g	g
			g	g	g
			g	g	g
			g	g	g
	SNACK	CAL	FAT	CARB	PRO
			g	g	g
			g	g	g
			g	g	g
	DINNER	CAL	FAT	CARB	PRO
			g	g	g
			g	g	g
			g	g	g
			g	g	g
			g	g	g
	SNACK	CAL	FAT	CARB	PRO
			g	g	g
			g	g	g
			g	g	g
NOTES:	TOTALS				

WATER (8-12 oz. per serving)

Day 316 (Date:__/__/____)

TIME	BREAKFAST	CAL	FAT	CARB	PRO
			g	g	g
			g	g	g
			g	g	g
			g	g	g
	SNACK	CAL	FAT	CARB	PRO
			g	g	g
			g	g	g
			g	g	g
	LUNCH	CAL	FAT	CARB	PRO
			g	g	g
			g	g	g
			g	g	g
			g	g	g
			g	g	g
	SNACK	CAL	FAT	CARB	PRO
			g	g	g
			g	g	g
			g	g	g
	DINNER	CAL	FAT	CARB	PRO
			g	g	g
			g	g	g
			g	g	g
			g	g	g
			g	g	g
	SNACK	CAL	FAT	CARB	PRO
			g	g	g
			g	g	g
			g	g	g
NOTES:	TOTALS				

WATER (8-12 oz. per serving)

Day 317 (Date:__/__/____)

TIME	BREAKFAST	CAL	FAT	CARB	PRO
			g	g	g
			g	g	g
			g	g	g
			g	g	g
	SNACK	CAL	FAT	CARB	PRO
			g	g	g
			g	g	g
			g	g	g
	LUNCH	CAL	FAT	CARB	PRO
			g	g	g
			g	g	g
			g	g	g
			g	g	g
			g	g	g
	SNACK	CAL	FAT	CARB	PRO
			g	g	g
			g	g	g
			g	g	g
	DINNER	CAL	FAT	CARB	PRO
			g	g	g
			g	g	g
			g	g	g
			g	g	g
			g	g	g
	SNACK	CAL	FAT	CARB	PRO
			g	g	g
			g	g	g
			g	g	g
	TOTALS				

NOTES:

WATER (8-12 oz. per serving)

Day 318 (Date:__/__/____)

TIME	BREAKFAST	CAL	FAT	CARB	PRO
			g	g	g
			g	g	g
			g	g	g
			g	g	g
	SNACK	**CAL**	**FAT**	**CARB**	**PRO**
			g	g	g
			g	g	g
			g	g	g
	LUNCH	**CAL**	**FAT**	**CARB**	**PRO**
			g	g	g
			g	g	g
			g	g	g
			g	g	g
			g	g	g
	SNACK	**CAL**	**FAT**	**CARB**	**PRO**
			g	g	g
			g	g	g
			g	g	g
	DINNER	**CAL**	**FAT**	**CARB**	**PRO**
			g	g	g
			g	g	g
			g	g	g
			g	g	g
			g	g	g
	SNACK	**CAL**	**FAT**	**CARB**	**PRO**
			g	g	g
			g	g	g
			g	g	g
NOTES:	TOTALS				

WATER (8-12 oz. per serving)

Day 319 (Date:__/__/____)

TIME	BREAKFAST	CAL	FAT	CARB	PRO
			g	g	g
			g	g	g
			g	g	g
			g	g	g
	SNACK	CAL	FAT	CARB	PRO
			g	g	g
			g	g	g
			g	g	g
	LUNCH	CAL	FAT	CARB	PRO
			g	g	g
			g	g	g
			g	g	g
			g	g	g
			g	g	g
	SNACK	CAL	FAT	CARB	PRO
			g	g	g
			g	g	g
			g	g	g
	DINNER	CAL	FAT	CARB	PRO
			g	g	g
			g	g	g
			g	g	g
			g	g	g
			g	g	g
	SNACK	CAL	FAT	CARB	PRO
			g	g	g
			g	g	g
			g	g	g
NOTES:	TOTALS				

WATER (8-12 oz. per serving)

Day 320 (Date:__/__/____)

TIME	BREAKFAST	CAL	FAT	CARB	PRO
			g	g	g
			g	g	g
			g	g	g
			g	g	g
	SNACK	CAL	FAT	CARB	PRO
			g	g	g
			g	g	g
			g	g	g
	LUNCH	CAL	FAT	CARB	PRO
			g	g	g
			g	g	g
			g	g	g
			g	g	g
			g	g	g
	SNACK	CAL	FAT	CARB	PRO
			g	g	g
			g	g	g
			g	g	g
	DINNER	CAL	FAT	CARB	PRO
			g	g	g
			g	g	g
			g	g	g
			g	g	g
			g	g	g
	SNACK	CAL	FAT	CARB	PRO
			g	g	g
			g	g	g
			g	g	g
	TOTALS				

NOTES:

WATER (8-12 oz. per serving)

Day 321 (Date:__/__/____)

TIME	BREAKFAST	CAL	FAT	CARB	PRO
			g	g	g
			g	g	g
			g	g	g
			g	g	g
	SNACK	CAL	FAT	CARB	PRO
			g	g	g
			g	g	g
			g	g	g
	LUNCH	CAL	FAT	CARB	PRO
			g	g	g
			g	g	g
			g	g	g
			g	g	g
			g	g	g
	SNACK	CAL	FAT	CARB	PRO
			g	g	g
			g	g	g
			g	g	g
	DINNER	CAL	FAT	CARB	PRO
			g	g	g
			g	g	g
			g	g	g
			g	g	g
			g	g	g
	SNACK	CAL	FAT	CARB	PRO
			g	g	g
			g	g	g
			g	g	g
	TOTALS				

NOTES:

WATER (8-12 oz. per serving)

Day 322 (Date:__/__/____)

TIME	BREAKFAST	CAL	FAT	CARB	PRO
			g	g	g
			g	g	g
			g	g	g
			g	g	g
	SNACK	CAL	FAT	CARB	PRO
			g	g	g
			g	g	g
			g	g	g
	LUNCH	CAL	FAT	CARB	PRO
			g	g	g
			g	g	g
			g	g	g
			g	g	g
			g	g	g
	SNACK	CAL	FAT	CARB	PRO
			g	g	g
			g	g	g
			g	g	g
	DINNER	CAL	FAT	CARB	PRO
			g	g	g
			g	g	g
			g	g	g
			g	g	g
			g	g	g
	SNACK	CAL	FAT	CARB	PRO
			g	g	g
			g	g	g
			g	g	g
NOTES:	TOTALS				

WATER (8-12 oz. per serving)

Day 323 (Date:__/__/____)

TIME	BREAKFAST	CAL	FAT	CARB	PRO
			g	g	g
			g	g	g
			g	g	g
			g	g	g
	SNACK	CAL	FAT	CARB	PRO
			g	g	g
			g	g	g
			g	g	g
	LUNCH	CAL	FAT	CARB	PRO
			g	g	g
			g	g	g
			g	g	g
			g	g	g
			g	g	g
	SNACK	CAL	FAT	CARB	PRO
			g	g	g
			g	g	g
			g	g	g
	DINNER	CAL	FAT	CARB	PRO
			g	g	g
			g	g	g
			g	g	g
			g	g	g
			g	g	g
	SNACK	CAL	FAT	CARB	PRO
			g	g	g
			g	g	g
			g	g	g
	TOTALS				

NOTES:

WATER (8-12 oz. per serving)

Day 324 (Date:__/__/____)

TIME	BREAKFAST	CAL	FAT	CARB	PRO
			g	g	g
			g	g	g
			g	g	g
			g	g	g
	SNACK	CAL	FAT	CARB	PRO
			g	g	g
			g	g	g
			g	g	g
	LUNCH	CAL	FAT	CARB	PRO
			g	g	g
			g	g	g
			g	g	g
			g	g	g
			g	g	g
	SNACK	CAL	FAT	CARB	PRO
			g	g	g
			g	g	g
			g	g	g
	DINNER	CAL	FAT	CARB	PRO
			g	g	g
			g	g	g
			g	g	g
			g	g	g
			g	g	g
	SNACK	CAL	FAT	CARB	PRO
			g	g	g
			g	g	g
			g	g	g
	TOTALS				

NOTES:

WATER (8-12 oz. per serving)

Day 325 (Date:__/__/____)

TIME	BREAKFAST	CAL	FAT	CARB	PRO
			g	g	g
			g	g	g
			g	g	g
			g	g	g
	SNACK	CAL	FAT	CARB	PRO
			g	g	g
			g	g	g
			g	g	g
	LUNCH	CAL	FAT	CARB	PRO
			g	g	g
			g	g	g
			g	g	g
			g	g	g
			g	g	g
	SNACK	CAL	FAT	CARB	PRO
			g	g	g
			g	g	g
			g	g	g
	DINNER	CAL	FAT	CARB	PRO
			g	g	g
			g	g	g
			g	g	g
			g	g	g
			g	g	g
	SNACK	CAL	FAT	CARB	PRO
			g	g	g
			g	g	g
			g	g	g
	TOTALS				

NOTES:

WATER (8-12 oz. per serving)

Day 326 (Date:__/__/____)

TIME	BREAKFAST	CAL	FAT	CARB	PRO
			g	g	g
			g	g	g
			g	g	g
			g	g	g
	SNACK	CAL	FAT	CARB	PRO
			g	g	g
			g	g	g
			g	g	g
	LUNCH	CAL	FAT	CARB	PRO
			g	g	g
			g	g	g
			g	g	g
			g	g	g
			g	g	g
	SNACK	CAL	FAT	CARB	PRO
			g	g	g
			g	g	g
			g	g	g
	DINNER	CAL	FAT	CARB	PRO
			g	g	g
			g	g	g
			g	g	g
			g	g	g
			g	g	g
	SNACK	CAL	FAT	CARB	PRO
			g	g	g
			g	g	g
			g	g	g
NOTES:	TOTALS				

WATER (8-12 oz. per serving)

Day 327 (Date:__/__/____)

TIME	BREAKFAST	CAL	FAT	CARB	PRO
			g	g	g
			g	g	g
			g	g	g
			g	g	g
	SNACK	CAL	FAT	CARB	PRO
			g	g	g
			g	g	g
			g	g	g
	LUNCH	CAL	FAT	CARB	PRO
			g	g	g
			g	g	g
			g	g	g
			g	g	g
			g	g	g
	SNACK	CAL	FAT	CARB	PRO
			g	g	g
			g	g	g
			g	g	g
	DINNER	CAL	FAT	CARB	PRO
			g	g	g
			g	g	g
			g	g	g
			g	g	g
			g	g	g
	SNACK	CAL	FAT	CARB	PRO
			g	g	g
			g	g	g
			g	g	g
	TOTALS				

NOTES:

WATER (8-12 oz. per serving)

Day 328 (Date:__/__/_____)

TIME	BREAKFAST	CAL	FAT	CARB	PRO
			g	g	g
			g	g	g
			g	g	g
			g	g	g
	SNACK	CAL	FAT	CARB	PRO
			g	g	g
			g	g	g
			g	g	g
	LUNCH	CAL	FAT	CARB	PRO
			g	g	g
			g	g	g
			g	g	g
			g	g	g
			g	g	g
	SNACK	CAL	FAT	CARB	PRO
			g	g	g
			g	g	g
			g	g	g
	DINNER	CAL	FAT	CARB	PRO
			g	g	g
			g	g	g
			g	g	g
			g	g	g
			g	g	g
	SNACK	CAL	FAT	CARB	PRO
			g	g	g
			g	g	g
			g	g	g
NOTES:	TOTALS				

WATER (8-12 oz. per serving)

Day 329 (Date:__/__/_____)

TIME	BREAKFAST	CAL	FAT	CARB	PRO
			g	g	g
			g	g	g
			g	g	g
			g	g	g
	SNACK	CAL	FAT	CARB	PRO
			g	g	g
			g	g	g
			g	g	g
	LUNCH	CAL	FAT	CARB	PRO
			g	g	g
			g	g	g
			g	g	g
			g	g	g
			g	g	g
	SNACK	CAL	FAT	CARB	PRO
			g	g	g
			g	g	g
			g	g	g
	DINNER	CAL	FAT	CARB	PRO
			g	g	g
			g	g	g
			g	g	g
			g	g	g
			g	g	g
	SNACK	CAL	FAT	CARB	PRO
			g	g	g
			g	g	g
			g	g	g
NOTES:	TOTALS				

WATER (8-12 oz. per serving)

Day 330 (Date:__/__/____)

TIME	BREAKFAST	CAL	FAT	CARB	PRO
			g	g	g
			g	g	g
			g	g	g
			g	g	g
	SNACK	CAL	FAT	CARB	PRO
			g	g	g
			g	g	g
			g	g	g
	LUNCH	CAL	FAT	CARB	PRO
			g	g	g
			g	g	g
			g	g	g
			g	g	g
			g	g	g
	SNACK	CAL	FAT	CARB	PRO
			g	g	g
			g	g	g
			g	g	g
	DINNER	CAL	FAT	CARB	PRO
			g	g	g
			g	g	g
			g	g	g
			g	g	g
			g	g	g
	SNACK	CAL	FAT	CARB	PRO
			g	g	g
			g	g	g
			g	g	g
	TOTALS				

NOTES:

WATER (8-12 oz. per serving)

Day 331 (Date:__/__/____)

TIME	BREAKFAST	CAL	FAT	CARB	PRO
			g	g	g
			g	g	g
			g	g	g
			g	g	g
	SNACK	CAL	FAT	CARB	PRO
			g	g	g
			g	g	g
			g	g	g
	LUNCH	CAL	FAT	CARB	PRO
			g	g	g
			g	g	g
			g	g	g
			g	g	g
			g	g	g
	SNACK	CAL	FAT	CARB	PRO
			g	g	g
			g	g	g
			g	g	g
	DINNER	CAL	FAT	CARB	PRO
			g	g	g
			g	g	g
			g	g	g
			g	g	g
			g	g	g
	SNACK	CAL	FAT	CARB	PRO
			g	g	g
			g	g	g
			g	g	g
NOTES:	TOTALS				

WATER (8-12 oz. per serving)

Day 332 (Date:__/__/____)

TIME	BREAKFAST	CAL	FAT	CARB	PRO
			g	g	g
			g	g	g
			g	g	g
			g	g	g
	SNACK	CAL	FAT	CARB	PRO
			g	g	g
			g	g	g
			g	g	g
	LUNCH	CAL	FAT	CARB	PRO
			g	g	g
			g	g	g
			g	g	g
			g	g	g
			g	g	g
	SNACK	CAL	FAT	CARB	PRO
			g	g	g
			g	g	g
			g	g	g
	DINNER	CAL	FAT	CARB	PRO
			g	g	g
			g	g	g
			g	g	g
			g	g	g
			g	g	g
	SNACK	CAL	FAT	CARB	PRO
			g	g	g
			g	g	g
			g	g	g
	TOTALS				

NOTES:

WATER (8-12 oz. per serving)

Day 333 (Date:__/__/____)

TIME	BREAKFAST	CAL	FAT	CARB	PRO
			g	g	g
			g	g	g
			g	g	g
			g	g	g
	SNACK	CAL	FAT	CARB	PRO
			g	g	g
			g	g	g
			g	g	g
	LUNCH	CAL	FAT	CARB	PRO
			g	g	g
			g	g	g
			g	g	g
			g	g	g
			g	g	g
	SNACK	CAL	FAT	CARB	PRO
			g	g	g
			g	g	g
			g	g	g
	DINNER	CAL	FAT	CARB	PRO
			g	g	g
			g	g	g
			g	g	g
			g	g	g
			g	g	g
	SNACK	CAL	FAT	CARB	PRO
			g	g	g
			g	g	g
			g	g	g
	TOTALS				

NOTES:

WATER (8-12 oz. per serving)

Day 334 (Date:__/__/____)

TIME	BREAKFAST	CAL	FAT	CARB	PRO
			g	g	g
			g	g	g
			g	g	g
			g	g	g
	SNACK	CAL	FAT	CARB	PRO
			g	g	g
			g	g	g
			g	g	g
	LUNCH	CAL	FAT	CARB	PRO
			g	g	g
			g	g	g
			g	g	g
			g	g	g
			g	g	g
	SNACK	CAL	FAT	CARB	PRO
			g	g	g
			g	g	g
			g	g	g
	DINNER	CAL	FAT	CARB	PRO
			g	g	g
			g	g	g
			g	g	g
			g	g	g
			g	g	g
	SNACK	CAL	FAT	CARB	PRO
			g	g	g
			g	g	g
			g	g	g
NOTES:	TOTALS				

WATER (8-12 oz. per serving)

Day 335 (Date:__/__/____)

TIME	BREAKFAST	CAL	FAT	CARB	PRO
			g	g	g
			g	g	g
			g	g	g
			g	g	g
	SNACK	CAL	FAT	CARB	PRO
			g	g	g
			g	g	g
			g	g	g
	LUNCH	CAL	FAT	CARB	PRO
			g	g	g
			g	g	g
			g	g	g
			g	g	g
			g	g	g
	SNACK	CAL	FAT	CARB	PRO
			g	g	g
			g	g	g
			g	g	g
	DINNER	CAL	FAT	CARB	PRO
			g	g	g
			g	g	g
			g	g	g
			g	g	g
			g	g	g
	SNACK	CAL	FAT	CARB	PRO
			g	g	g
			g	g	g
			g	g	g
NOTES:	TOTALS				

WATER (8-12 oz. per serving)

Day 336 (Date:__/__/____)

TIME	BREAKFAST	CAL	FAT	CARB	PRO
			g	g	g
			g	g	g
			g	g	g
			g	g	g
	SNACK	CAL	FAT	CARB	PRO
			g	g	g
			g	g	g
			g	g	g
	LUNCH	CAL	FAT	CARB	PRO
			g	g	g
			g	g	g
			g	g	g
			g	g	g
			g	g	g
	SNACK	CAL	FAT	CARB	PRO
			g	g	g
			g	g	g
			g	g	g
	DINNER	CAL	FAT	CARB	PRO
			g	g	g
			g	g	g
			g	g	g
			g	g	g
			g	g	g
	SNACK	CAL	FAT	CARB	PRO
			g	g	g
			g	g	g
			g	g	g
	TOTALS				

NOTES:

WATER (8-12 oz. per serving)

Day 337 (Date:__/__/____)

TIME	BREAKFAST	CAL	FAT	CARB	PRO
			g	g	g
			g	g	g
			g	g	g
			g	g	g
	SNACK	CAL	FAT	CARB	PRO
			g	g	g
			g	g	g
			g	g	g
	LUNCH	CAL	FAT	CARB	PRO
			g	g	g
			g	g	g
			g	g	g
			g	g	g
			g	g	g
	SNACK	CAL	FAT	CARB	PRO
			g	g	g
			g	g	g
			g	g	g
	DINNER	CAL	FAT	CARB	PRO
			g	g	g
			g	g	g
			g	g	g
			g	g	g
			g	g	g
	SNACK	CAL	FAT	CARB	PRO
			g	g	g
			g	g	g
			g	g	g
NOTES:	TOTALS				

WATER (8-12 oz. per serving)

Day 338 (Date:__/__/____)

TIME	BREAKFAST	CAL	FAT	CARB	PRO
			g	g	g
			g	g	g
			g	g	g
			g	g	g
	SNACK	CAL	FAT	CARB	PRO
			g	g	g
			g	g	g
			g	g	g
	LUNCH	CAL	FAT	CARB	PRO
			g	g	g
			g	g	g
			g	g	g
			g	g	g
			g	g	g
	SNACK	CAL	FAT	CARB	PRO
			g	g	g
			g	g	g
			g	g	g
	DINNER	CAL	FAT	CARB	PRO
			g	g	g
			g	g	g
			g	g	g
			g	g	g
			g	g	g
	SNACK	CAL	FAT	CARB	PRO
			g	g	g
			g	g	g
			g	g	g
	TOTALS				

NOTES:

WATER (8-12 oz. per serving)

Day 339 (Date:__/__/_____)

TIME	BREAKFAST	CAL	FAT	CARB	PRO
			g	g	g
			g	g	g
			g	g	g
			g	g	g
	SNACK	CAL	FAT	CARB	PRO
			g	g	g
			g	g	g
			g	g	g
	LUNCH	CAL	FAT	CARB	PRO
			g	g	g
			g	g	g
			g	g	g
			g	g	g
			g	g	g
	SNACK	CAL	FAT	CARB	PRO
			g	g	g
			g	g	g
			g	g	g
	DINNER	CAL	FAT	CARB	PRO
			g	g	g
			g	g	g
			g	g	g
			g	g	g
			g	g	g
	SNACK	CAL	FAT	CARB	PRO
			g	g	g
			g	g	g
			g	g	g
	TOTALS				

NOTES:

WATER (8-12 oz. per serving)

Day 340 (Date:___/___/_____)

TIME	BREAKFAST	CAL	FAT	CARB	PRO
			g	g	g
			g	g	g
			g	g	g
			g	g	g
	SNACK	CAL	FAT	CARB	PRO
			g	g	g
			g	g	g
			g	g	g
	LUNCH	CAL	FAT	CARB	PRO
			g	g	g
			g	g	g
			g	g	g
			g	g	g
			g	g	g
	SNACK	CAL	FAT	CARB	PRO
			g	g	g
			g	g	g
			g	g	g
	DINNER	CAL	FAT	CARB	PRO
			g	g	g
			g	g	g
			g	g	g
			g	g	g
			g	g	g
	SNACK	CAL	FAT	CARB	PRO
			g	g	g
			g	g	g
			g	g	g
	TOTALS				

NOTES:

WATER (8-12 oz. per serving)

Day 341 (Date:__/__/_____)

TIME	BREAKFAST	CAL	FAT	CARB	PRO
			g	g	g
			g	g	g
			g	g	g
			g	g	g
	SNACK	CAL	FAT	CARB	PRO
			g	g	g
			g	g	g
			g	g	g
	LUNCH	CAL	FAT	CARB	PRO
			g	g	g
			g	g	g
			g	g	g
			g	g	g
			g	g	g
	SNACK	CAL	FAT	CARB	PRO
			g	g	g
			g	g	g
			g	g	g
	DINNER	CAL	FAT	CARB	PRO
			g	g	g
			g	g	g
			g	g	g
			g	g	g
			g	g	g
	SNACK	CAL	FAT	CARB	PRO
			g	g	g
			g	g	g
			g	g	g
	TOTALS				

NOTES:

WATER (8-12 oz. per serving)

Day 342 (Date:___/___/_____)

TIME	BREAKFAST	CAL	FAT	CARB	PRO
			g	g	g
			g	g	g
			g	g	g
			g	g	g
	SNACK	CAL	FAT	CARB	PRO
			g	g	g
			g	g	g
			g	g	g
	LUNCH	CAL	FAT	CARB	PRO
			g	g	g
			g	g	g
			g	g	g
			g	g	g
			g	g	g
	SNACK	CAL	FAT	CARB	PRO
			g	g	g
			g	g	g
			g	g	g
	DINNER	CAL	FAT	CARB	PRO
			g	g	g
			g	g	g
			g	g	g
			g	g	g
			g	g	g
	SNACK	CAL	FAT	CARB	PRO
			g	g	g
			g	g	g
			g	g	g
NOTES:	TOTALS				

WATER (8-12 oz. per serving)

Day 343 (Date:__/__/_____)

TIME	BREAKFAST	CAL	FAT	CARB	PRO
			g	g	g
			g	g	g
			g	g	g
			g	g	g
	SNACK	CAL	FAT	CARB	PRO
			g	g	g
			g	g	g
			g	g	g
	LUNCH	CAL	FAT	CARB	PRO
			g	g	g
			g	g	g
			g	g	g
			g	g	g
			g	g	g
	SNACK	CAL	FAT	CARB	PRO
			g	g	g
			g	g	g
			g	g	g
	DINNER	CAL	FAT	CARB	PRO
			g	g	g
			g	g	g
			g	g	g
			g	g	g
			g	g	g
	SNACK	CAL	FAT	CARB	PRO
			g	g	g
			g	g	g
			g	g	g

NOTES:

	CAL	FAT	CARB	PRO
TOTALS				

WATER (8-12 oz. per serving)

Day 344 (Date:__/__/____)

TIME	BREAKFAST	CAL	FAT	CARB	PRO
			g	g	g
			g	g	g
			g	g	g
			g	g	g
	SNACK	CAL	FAT	CARB	PRO
			g	g	g
			g	g	g
			g	g	g
	LUNCH	CAL	FAT	CARB	PRO
			g	g	g
			g	g	g
			g	g	g
			g	g	g
			g	g	g
	SNACK	CAL	FAT	CARB	PRO
			g	g	g
			g	g	g
			g	g	g
	DINNER	CAL	FAT	CARB	PRO
			g	g	g
			g	g	g
			g	g	g
			g	g	g
			g	g	g
	SNACK	CAL	FAT	CARB	PRO
			g	g	g
			g	g	g
			g	g	g

NOTES:

	TOTALS				

WATER (8-12 oz. per serving)

Day 345 (Date:__/__/_____)

TIME	BREAKFAST	CAL	FAT	CARB	PRO
			g	g	g
			g	g	g
			g	g	g
			g	g	g
	SNACK	CAL	FAT	CARB	PRO
			g	g	g
			g	g	g
			g	g	g
	LUNCH	CAL	FAT	CARB	PRO
			g	g	g
			g	g	g
			g	g	g
			g	g	g
			g	g	g
	SNACK	CAL	FAT	CARB	PRO
			g	g	g
			g	g	g
			g	g	g
	DINNER	CAL	FAT	CARB	PRO
			g	g	g
			g	g	g
			g	g	g
			g	g	g
			g	g	g
	SNACK	CAL	FAT	CARB	PRO
			g	g	g
			g	g	g
			g	g	g
	TOTALS				

NOTES:

WATER (8-12 oz. per serving)

Day 346 (Date:___/___/_____)

TIME	BREAKFAST	CAL	FAT	CARB	PRO
			g	g	g
			g	g	g
			g	g	g
			g	g	g
	SNACK	CAL	FAT	CARB	PRO
			g	g	g
			g	g	g
			g	g	g
	LUNCH	CAL	FAT	CARB	PRO
			g	g	g
			g	g	g
			g	g	g
			g	g	g
			g	g	g
	SNACK	CAL	FAT	CARB	PRO
			g	g	g
			g	g	g
			g	g	g
	DINNER	CAL	FAT	CARB	PRO
			g	g	g
			g	g	g
			g	g	g
			g	g	g
			g	g	g
	SNACK	CAL	FAT	CARB	PRO
			g	g	g
			g	g	g
			g	g	g
	TOTALS				

NOTES:

WATER (8-12 oz. per serving)

Day 347 (Date:___/___/_____)

TIME	BREAKFAST	CAL	FAT	CARB	PRO
			g	g	g
			g	g	g
			g	g	g
			g	g	g
	SNACK	CAL	FAT	CARB	PRO
			g	g	g
			g	g	g
			g	g	g
	LUNCH	CAL	FAT	CARB	PRO
			g	g	g
			g	g	g
			g	g	g
			g	g	g
			g	g	g
	SNACK	CAL	FAT	CARB	PRO
			g	g	g
			g	g	g
			g	g	g
	DINNER	CAL	FAT	CARB	PRO
			g	g	g
			g	g	g
			g	g	g
			g	g	g
			g	g	g
	SNACK	CAL	FAT	CARB	PRO
			g	g	g
			g	g	g
			g	g	g
	TOTALS				

NOTES:

WATER (8-12 oz. per serving)

Day 348 (Date:__/__/____)

TIME	BREAKFAST	CAL	FAT	CARB	PRO
			g	g	g
			g	g	g
			g	g	g
			g	g	g
	SNACK	CAL	FAT	CARB	PRO
			g	g	g
			g	g	g
			g	g	g
	LUNCH	CAL	FAT	CARB	PRO
			g	g	g
			g	g	g
			g	g	g
			g	g	g
			g	g	g
	SNACK	CAL	FAT	CARB	PRO
			g	g	g
			g	g	g
			g	g	g
	DINNER	CAL	FAT	CARB	PRO
			g	g	g
			g	g	g
			g	g	g
			g	g	g
			g	g	g
	SNACK	CAL	FAT	CARB	PRO
			g	g	g
			g	g	g
			g	g	g
NOTES:	TOTALS				

WATER (8-12 oz. per serving)

Day 349 (Date:__/__/_____)

TIME	BREAKFAST	CAL	FAT	CARB	PRO
			g	g	g
			g	g	g
			g	g	g
			g	g	g
	SNACK	CAL	FAT	CARB	PRO
			g	g	g
			g	g	g
			g	g	g
	LUNCH	CAL	FAT	CARB	PRO
			g	g	g
			g	g	g
			g	g	g
			g	g	g
			g	g	g
	SNACK	CAL	FAT	CARB	PRO
			g	g	g
			g	g	g
			g	g	g
	DINNER	CAL	FAT	CARB	PRO
			g	g	g
			g	g	g
			g	g	g
			g	g	g
			g	g	g
	SNACK	CAL	FAT	CARB	PRO
			g	g	g
			g	g	g
			g	g	g
NOTES:	TOTALS				

WATER (8-12 oz. per serving)

Day 350 (Date:__/__/____)

TIME	BREAKFAST	CAL	FAT	CARB	PRO
			g	g	g
			g	g	g
			g	g	g
			g	g	g
	SNACK	CAL	FAT	CARB	PRO
			g	g	g
			g	g	g
			g	g	g
	LUNCH	CAL	FAT	CARB	PRO
			g	g	g
			g	g	g
			g	g	g
			g	g	g
			g	g	g
	SNACK	CAL	FAT	CARB	PRO
			g	g	g
			g	g	g
			g	g	g
	DINNER	CAL	FAT	CARB	PRO
			g	g	g
			g	g	g
			g	g	g
			g	g	g
			g	g	g
	SNACK	CAL	FAT	CARB	PRO
			g	g	g
			g	g	g
			g	g	g
NOTES:	TOTALS				

WATER (8-12 oz. per serving)

Day 351 (Date:___/___/_____)

TIME	BREAKFAST	CAL	FAT	CARB	PRO
			g	g	g
			g	g	g
			g	g	g
			g	g	g
	SNACK	CAL	FAT	CARB	PRO
			g	g	g
			g	g	g
			g	g	g
	LUNCH	CAL	FAT	CARB	PRO
			g	g	g
			g	g	g
			g	g	g
			g	g	g
			g	g	g
	SNACK	CAL	FAT	CARB	PRO
			g	g	g
			g	g	g
			g	g	g
	DINNER	CAL	FAT	CARB	PRO
			g	g	g
			g	g	g
			g	g	g
			g	g	g
			g	g	g
	SNACK	CAL	FAT	CARB	PRO
			g	g	g
			g	g	g
			g	g	g
	TOTALS				

NOTES:

WATER (8-12 oz. per serving)

Day 352 (Date:__/__/____)

TIME	BREAKFAST	CAL	FAT	CARB	PRO
			g	g	g
			g	g	g
			g	g	g
			g	g	g
	SNACK	CAL	FAT	CARB	PRO
			g	g	g
			g	g	g
			g	g	g
	LUNCH	CAL	FAT	CARB	PRO
			g	g	g
			g	g	g
			g	g	g
			g	g	g
			g	g	g
	SNACK	CAL	FAT	CARB	PRO
			g	g	g
			g	g	g
			g	g	g
	DINNER	CAL	FAT	CARB	PRO
			g	g	g
			g	g	g
			g	g	g
			g	g	g
			g	g	g
	SNACK	CAL	FAT	CARB	PRO
			g	g	g
			g	g	g
			g	g	g
	TOTALS				

NOTES:

WATER (8-12 oz. per serving)

Day 353 (Date:__/__/_____)

TIME	BREAKFAST	CAL	FAT	CARB	PRO
			g	g	g
			g	g	g
			g	g	g
			g	g	g
	SNACK	CAL	FAT	CARB	PRO
			g	g	g
			g	g	g
			g	g	g
	LUNCH	CAL	FAT	CARB	PRO
			g	g	g
			g	g	g
			g	g	g
			g	g	g
			g	g	g
	SNACK	CAL	FAT	CARB	PRO
			g	g	g
			g	g	g
			g	g	g
	DINNER	CAL	FAT	CARB	PRO
			g	g	g
			g	g	g
			g	g	g
			g	g	g
			g	g	g
	SNACK	CAL	FAT	CARB	PRO
			g	g	g
			g	g	g
			g	g	g
	TOTALS				

NOTES:

WATER (8-12 oz. per serving)

Day 354 (Date:__/__/____)

TIME	BREAKFAST	CAL	FAT	CARB	PRO
			g	g	g
			g	g	g
			g	g	g
			g	g	g
	SNACK	CAL	FAT	CARB	PRO
			g	g	g
			g	g	g
			g	g	g
	LUNCH	CAL	FAT	CARB	PRO
			g	g	g
			g	g	g
			g	g	g
			g	g	g
			g	g	g
	SNACK	CAL	FAT	CARB	PRO
			g	g	g
			g	g	g
			g	g	g
	DINNER	CAL	FAT	CARB	PRO
			g	g	g
			g	g	g
			g	g	g
			g	g	g
			g	g	g
	SNACK	CAL	FAT	CARB	PRO
			g	g	g
			g	g	g
			g	g	g
	TOTALS				

NOTES:

WATER (8-12 oz. per serving)

Day 355 (Date:__/__/_____)

TIME	BREAKFAST	CAL	FAT	CARB	PRO
			g	g	g
			g	g	g
			g	g	g
			g	g	g
	SNACK	CAL	FAT	CARB	PRO
			g	g	g
			g	g	g
			g	g	g
	LUNCH	CAL	FAT	CARB	PRO
			g	g	g
			g	g	g
			g	g	g
			g	g	g
			g	g	g
	SNACK	CAL	FAT	CARB	PRO
			g	g	g
			g	g	g
			g	g	g
	DINNER	CAL	FAT	CARB	PRO
			g	g	g
			g	g	g
			g	g	g
			g	g	g
			g	g	g
	SNACK	CAL	FAT	CARB	PRO
			g	g	g
			g	g	g
			g	g	g
	TOTALS				

NOTES:

WATER (8-12 oz. per serving)

Day 356 (Date:__/__/____)

TIME	BREAKFAST	CAL	FAT	CARB	PRO
			g	g	g
			g	g	g
			g	g	g
			g	g	g
	SNACK	CAL	FAT	CARB	PRO
			g	g	g
			g	g	g
			g	g	g
	LUNCH	CAL	FAT	CARB	PRO
			g	g	g
			g	g	g
			g	g	g
			g	g	g
			g	g	g
	SNACK	CAL	FAT	CARB	PRO
			g	g	g
			g	g	g
			g	g	g
	DINNER	CAL	FAT	CARB	PRO
			g	g	g
			g	g	g
			g	g	g
			g	g	g
			g	g	g
	SNACK	CAL	FAT	CARB	PRO
			g	g	g
			g	g	g
			g	g	g

NOTES:

	CAL	FAT	CARB	PRO
TOTALS				

WATER (8-12 oz. per serving)

Day 357 (Date:__/__/_____)

TIME	BREAKFAST	CAL	FAT	CARB	PRO
			g	g	g
			g	g	g
			g	g	g
			g	g	g
	SNACK	CAL	FAT	CARB	PRO
			g	g	g
			g	g	g
			g	g	g
	LUNCH	CAL	FAT	CARB	PRO
			g	g	g
			g	g	g
			g	g	g
			g	g	g
			g	g	g
	SNACK	CAL	FAT	CARB	PRO
			g	g	g
			g	g	g
			g	g	g
	DINNER	CAL	FAT	CARB	PRO
			g	g	g
			g	g	g
			g	g	g
			g	g	g
			g	g	g
	SNACK	CAL	FAT	CARB	PRO
			g	g	g
			g	g	g
			g	g	g
	TOTALS				

NOTES:

WATER (8-12 oz. per serving)

Day 358 (Date:__/__/____)

TIME	BREAKFAST	CAL	FAT	CARB	PRO
			g	g	g
			g	g	g
			g	g	g
			g	g	g
	SNACK	CAL	FAT	CARB	PRO
			g	g	g
			g	g	g
			g	g	g
	LUNCH	CAL	FAT	CARB	PRO
			g	g	g
			g	g	g
			g	g	g
			g	g	g
			g	g	g
	SNACK	CAL	FAT	CARB	PRO
			g	g	g
			g	g	g
			g	g	g
	DINNER	CAL	FAT	CARB	PRO
			g	g	g
			g	g	g
			g	g	g
			g	g	g
			g	g	g
	SNACK	CAL	FAT	CARB	PRO
			g	g	g
			g	g	g
			g	g	g

NOTES:

TOTALS					

WATER (8-12 oz. per serving)

Day 359 (Date:__/__/____)

TIME	BREAKFAST	CAL	FAT	CARB	PRO
			g	g	g
			g	g	g
			g	g	g
			g	g	g
	SNACK	CAL	FAT	CARB	PRO
			g	g	g
			g	g	g
			g	g	g
	LUNCH	CAL	FAT	CARB	PRO
			g	g	g
			g	g	g
			g	g	g
			g	g	g
			g	g	g
	SNACK	CAL	FAT	CARB	PRO
			g	g	g
			g	g	g
			g	g	g
	DINNER	CAL	FAT	CARB	PRO
			g	g	g
			g	g	g
			g	g	g
			g	g	g
			g	g	g
	SNACK	CAL	FAT	CARB	PRO
			g	g	g
			g	g	g
			g	g	g
NOTES:	TOTALS				

WATER (8-12 oz. per serving)

Day 360 (Date:__/__/____)

TIME	BREAKFAST	CAL	FAT	CARB	PRO
			g	g	g
			g	g	g
			g	g	g
			g	g	g
	SNACK	CAL	FAT	CARB	PRO
			g	g	g
			g	g	g
			g	g	g
	LUNCH	CAL	FAT	CARB	PRO
			g	g	g
			g	g	g
			g	g	g
			g	g	g
			g	g	g
	SNACK	CAL	FAT	CARB	PRO
			g	g	g
			g	g	g
			g	g	g
	DINNER	CAL	FAT	CARB	PRO
			g	g	g
			g	g	g
			g	g	g
			g	g	g
			g	g	g
	SNACK	CAL	FAT	CARB	PRO
			g	g	g
			g	g	g
			g	g	g
	TOTALS				

NOTES:

WATER (8-12 oz. per serving)

Day 361 (Date:___/___/_____)

TIME	BREAKFAST	CAL	FAT	CARB	PRO
			g	g	g
			g	g	g
			g	g	g
			g	g	g
	SNACK	CAL	FAT	CARB	PRO
			g	g	g
			g	g	g
			g	g	g
	LUNCH	CAL	FAT	CARB	PRO
			g	g	g
			g	g	g
			g	g	g
			g	g	g
			g	g	g
	SNACK	CAL	FAT	CARB	PRO
			g	g	g
			g	g	g
			g	g	g
	DINNER	CAL	FAT	CARB	PRO
			g	g	g
			g	g	g
			g	g	g
			g	g	g
			g	g	g
	SNACK	CAL	FAT	CARB	PRO
			g	g	g
			g	g	g
			g	g	g
	TOTALS				

NOTES:

WATER (8-12 oz. per serving)

Day 362 (Date:__/__/____)

TIME	BREAKFAST	CAL	FAT	CARB	PRO
			g	g	g
			g	g	g
			g	g	g
			g	g	g
	SNACK	**CAL**	**FAT**	**CARB**	**PRO**
			g	g	g
			g	g	g
			g	g	g
	LUNCH	**CAL**	**FAT**	**CARB**	**PRO**
			g	g	g
			g	g	g
			g	g	g
			g	g	g
			g	g	g
	SNACK	**CAL**	**FAT**	**CARB**	**PRO**
			g	g	g
			g	g	g
			g	g	g
	DINNER	**CAL**	**FAT**	**CARB**	**PRO**
			g	g	g
			g	g	g
			g	g	g
			g	g	g
			g	g	g
	SNACK	**CAL**	**FAT**	**CARB**	**PRO**
			g	g	g
			g	g	g
			g	g	g
NOTES:	TOTALS				

WATER (8-12 oz. per serving)

Day 363 (Date:___/___/_____)

TIME	BREAKFAST	CAL	FAT	CARB	PRO
			g	g	g
			g	g	g
			g	g	g
			g	g	g
	SNACK	CAL	FAT	CARB	PRO
			g	g	g
			g	g	g
			g	g	g
	LUNCH	CAL	FAT	CARB	PRO
			g	g	g
			g	g	g
			g	g	g
			g	g	g
			g	g	g
	SNACK	CAL	FAT	CARB	PRO
			g	g	g
			g	g	g
			g	g	g
	DINNER	CAL	FAT	CARB	PRO
			g	g	g
			g	g	g
			g	g	g
			g	g	g
			g	g	g
	SNACK	CAL	FAT	CARB	PRO
			g	g	g
			g	g	g
			g	g	g
	TOTALS				

NOTES:

WATER (8-12 oz. per serving)

Day 364 (Date:__/__/____)

TIME	BREAKFAST	CAL	FAT	CARB	PRO
			g	g	g
			g	g	g
			g	g	g
			g	g	g
	SNACK	CAL	FAT	CARB	PRO
			g	g	g
			g	g	g
			g	g	g
	LUNCH	CAL	FAT	CARB	PRO
			g	g	g
			g	g	g
			g	g	g
			g	g	g
			g	g	g
	SNACK	CAL	FAT	CARB	PRO
			g	g	g
			g	g	g
			g	g	g
	DINNER	CAL	FAT	CARB	PRO
			g	g	g
			g	g	g
			g	g	g
			g	g	g
			g	g	g
	SNACK	CAL	FAT	CARB	PRO
			g	g	g
			g	g	g
			g	g	g
	TOTALS				

NOTES:

WATER (8-12 oz. per serving)

Day 365 (Date:___/___/_____)

TIME	BREAKFAST	CAL	FAT	CARB	PRO
			g	g	g
			g	g	g
			g	g	g
			g	g	g
	SNACK	CAL	FAT	CARB	PRO
			g	g	g
			g	g	g
			g	g	g
	LUNCH	CAL	FAT	CARB	PRO
			g	g	g
			g	g	g
			g	g	g
			g	g	g
			g	g	g
	SNACK	CAL	FAT	CARB	PRO
			g	g	g
			g	g	g
			g	g	g
	DINNER	CAL	FAT	CARB	PRO
			g	g	g
			g	g	g
			g	g	g
			g	g	g
			g	g	g
	SNACK	CAL	FAT	CARB	PRO
			g	g	g
			g	g	g
			g	g	g
	TOTALS				

NOTES:

WATER (8-12 oz. per serving)

4TH QUARTER NOTES

50184299R00207

Made in the USA
San Bernardino, CA
15 June 2017

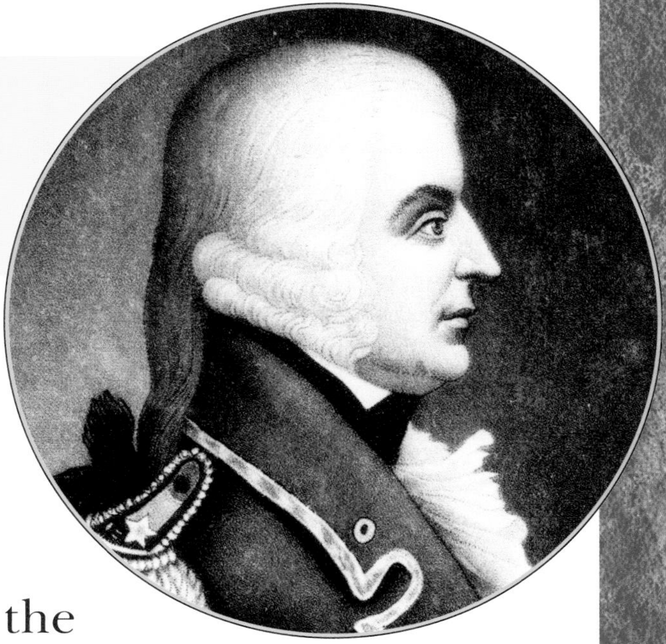

General Braddock was killed at the Battle of Fort Duquesne in 1755.

Braddock led the British army to attack the French army at **Fort Duquesne**. When the British army was close to the fort, the French leader wanted to give up because the British had more soldiers. But French soldiers and Native Americans supporting the French hid behind logs and bushes and shot at the British. The British soldiers were used to fighting in open fields, so they lost the battle.

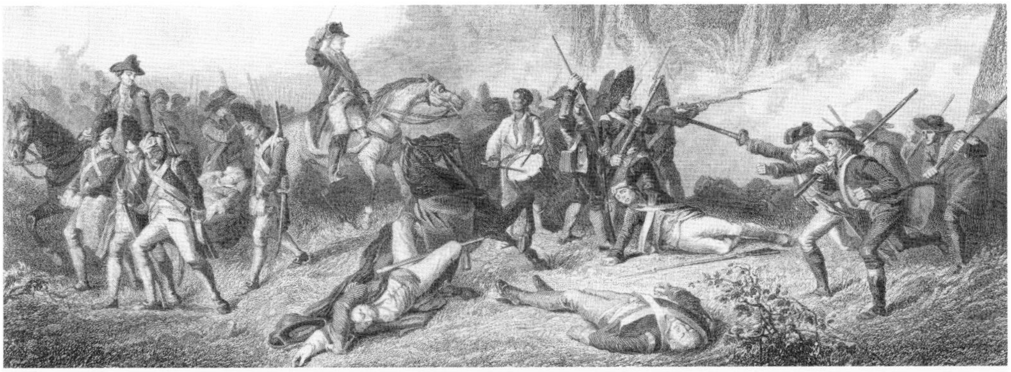

General Braddock was carried off the field when he and his soldiers lost the French and Indian War.

Rebecca

After the loss at **Fort** Duquesne, Daniel Boone went home to North Carolina. Not long after his return, Boone met his future wife. Boone was at the wedding of his sister Mary to William Bryan. At the wedding, Boone saw William's tall, dark-haired sister. Her name was Rebecca, and she was fifteen years old. Boone liked her right away. She was easy to talk to and she laughed at the funny things Boone said.

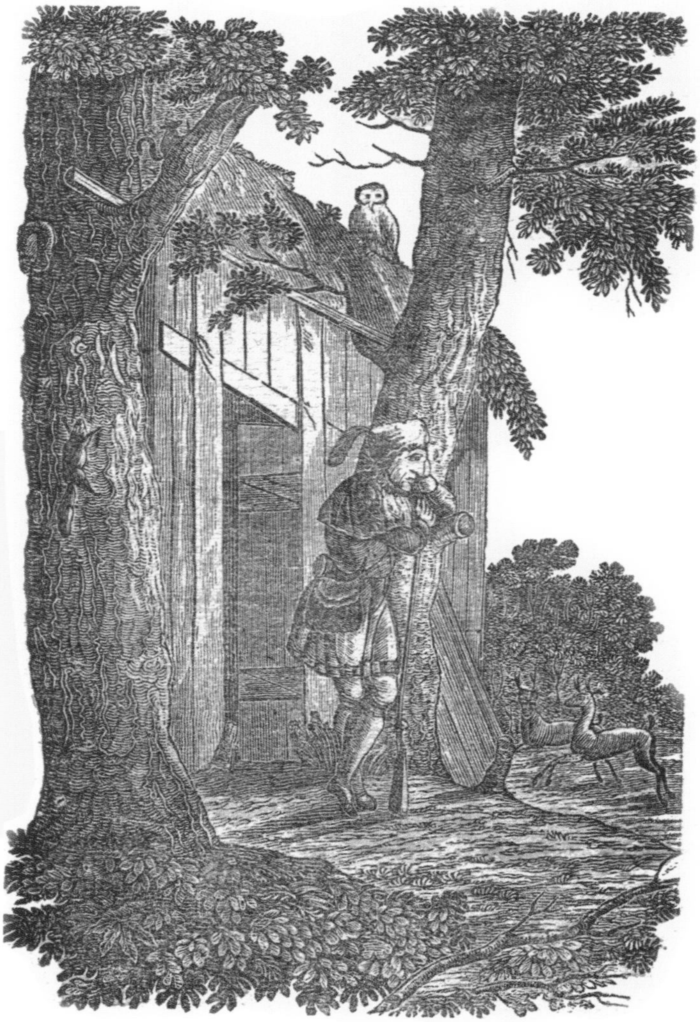

Daniel spent a lot of time alone in the wilderness. He was ready to have a wife and family to come home to.

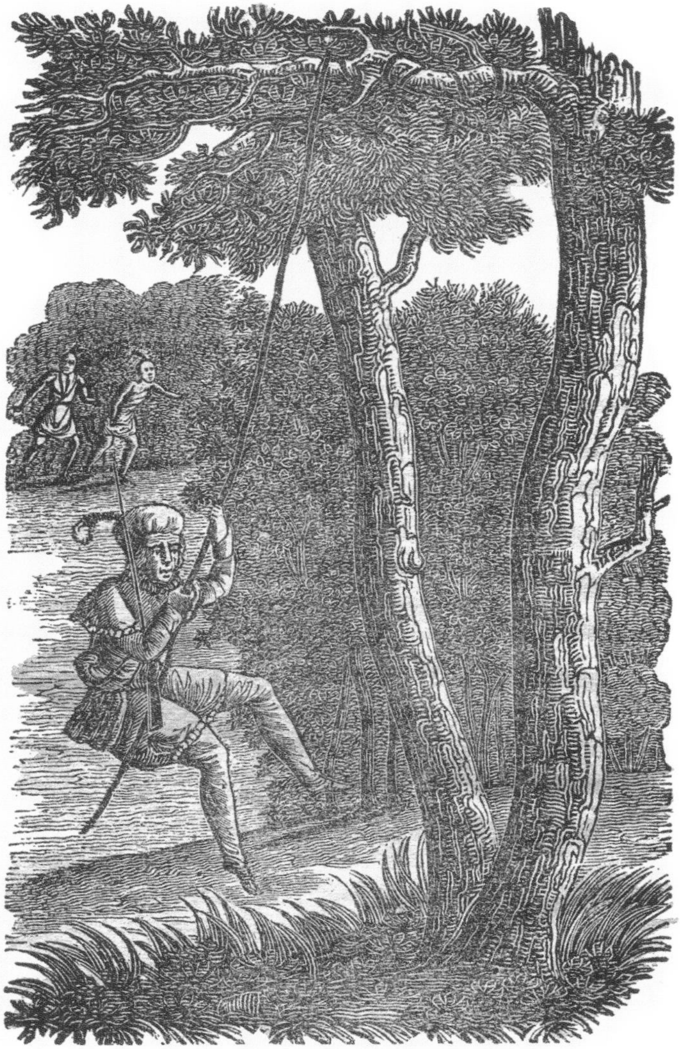

Even after he and Rebecca were married, Daniel's adventures did not end.

A year after William and Mary's wedding, Daniel asked Rebecca to have a picnic with him. She wore a pretty apron she had made. Daniel put a hole in her apron, but Rebecca did not get angry. Daniel knew he had found the person he wanted to be with forever. Daniel married Rebecca on August 14, 1756.

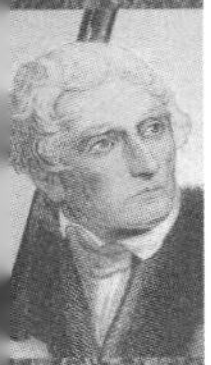

Wandering

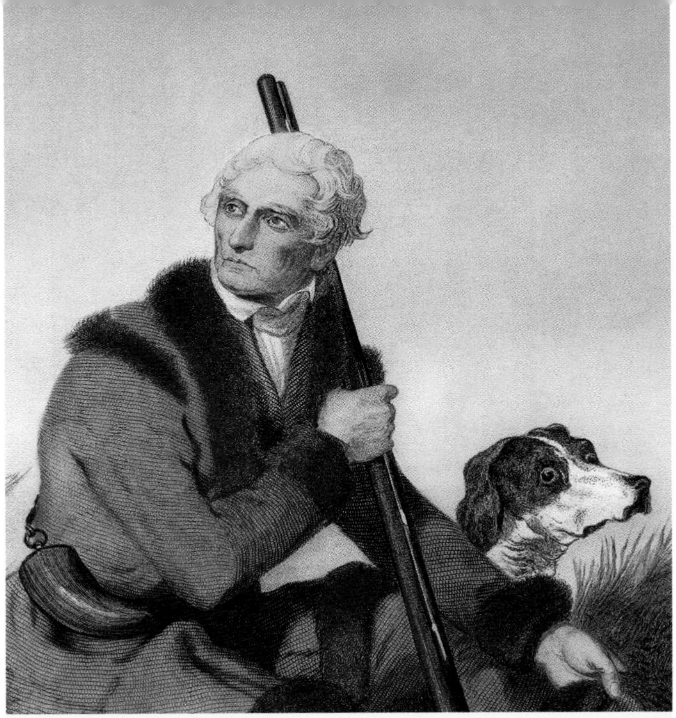

Daniel once said of his journeys, "I have never been lost, but I will admit to being confused for several weeks."

Daniel and Rebecca Boone had ten children. If Boone was a farmer, he would see his children and his wife every day, but Boone loved to hunt and explore new places. Boone loved his children, but he could not stay home and be a farmer. Boone spent months by himself in the woods, hunting animals for food and their furs. During his hunting trips, he wandered over land that was far from his home. Many of the places he saw had only been seen by the Native Americans that lived there.

A Tough Job

Hunting sometimes took days, weeks, and even months because people had to walk many miles to find animals.

Nine years after his marriage to Rebecca, Daniel made a trip to Florida. Daniel enjoyed the land and the animals of Florida. He bought some land and went back to North Carolina to get Rebecca and his children. But Rebecca refused to move with Daniel. The Boone family stayed in North Carolina.

Florida, 1823

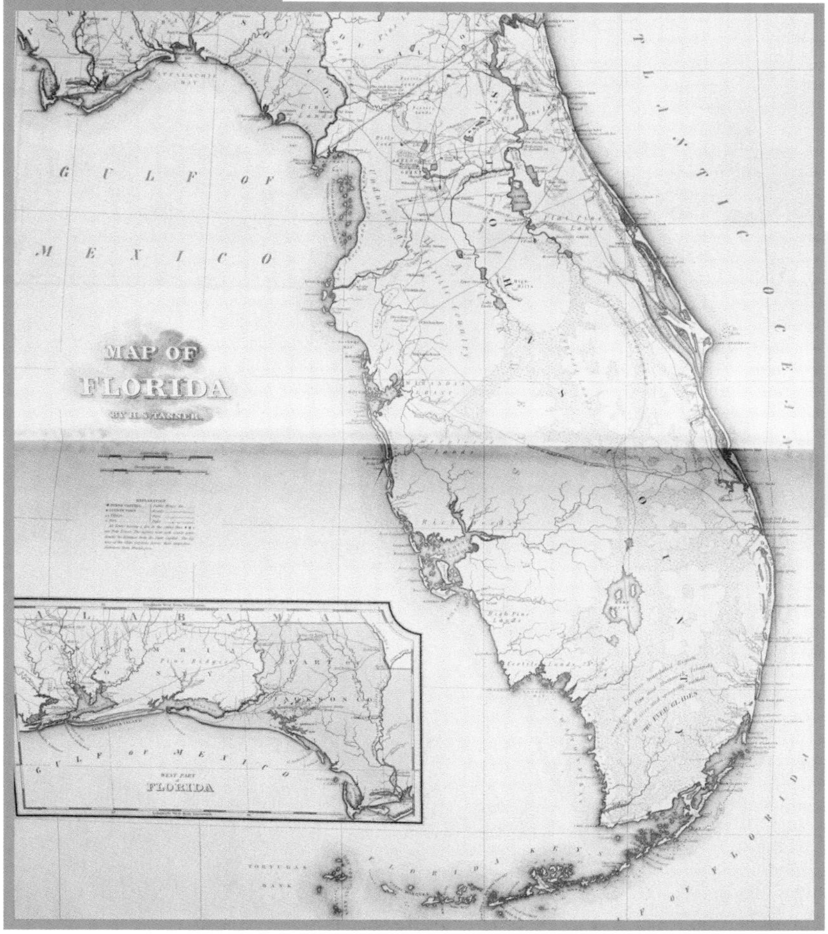

Even though he owned land there, Daniel did not ever live in Florida.

Kentucky

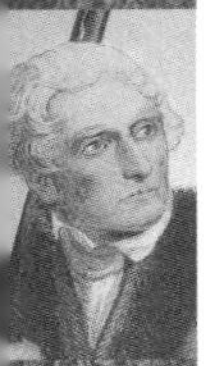

Boone was part of an **expedition** to Kentucky in 1767. During the expedition, he followed a Native American path through a gap in the Cumberland Mountains into the land of Kentucky. Boone really liked Kentucky. The land was beautiful, and there were a lot of different animals to hunt, including buffalo. Boone thought that Rebecca and the children could farm the soil in Kentucky. He wanted his family to live there.

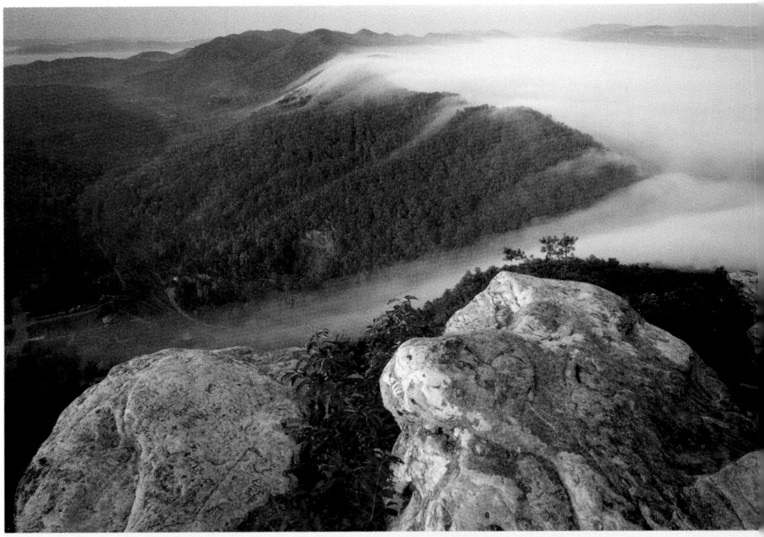

The Cumberland Gap was the first doorway that allowed people to move west from Virginia.

The Cumberland Gap

The Cumberland Gap is located where the states of Virginia, Tennessee, and Kentucky meet. The gap is narrow with walls that are about 500 feet (150 meters) tall.

The expedition spent seven months hunting in Kentucky. A few days before the end of their trip, Boone and a man named John Stuart were captured by Native Americans. The Native Americans took all their furs, horses, and guns. The Native Americans told the two men to stay off their land. No one was hurt. A few days later, Boone and John stole some of the Native Americans' horses. Two days after that, the Native Americans captured Boone and John again. After a week, they escaped once more.

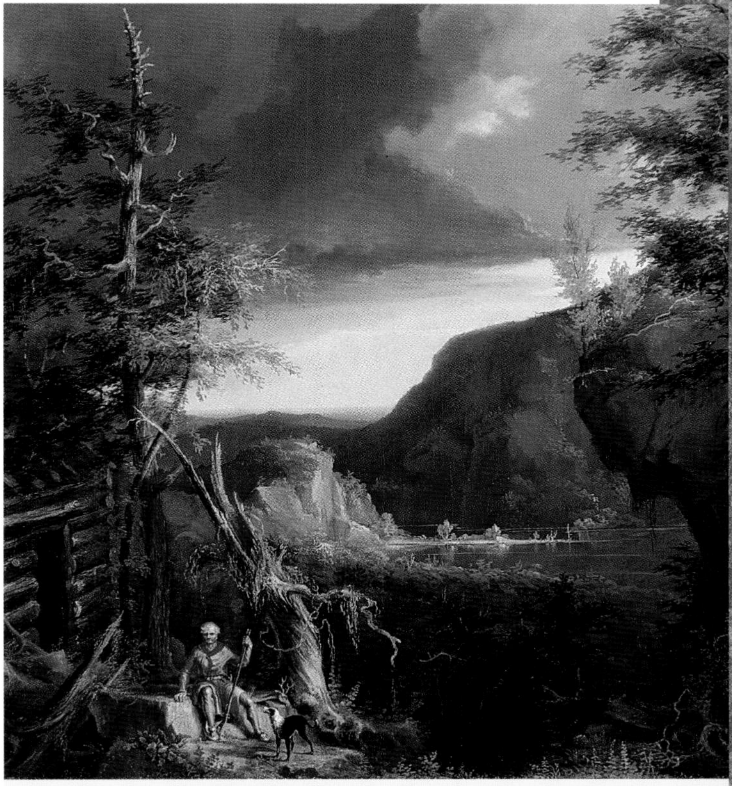

In the frontier, people could settle wherever there was free land. Over the years, Boone made several homes for his family.

Wilderness Road

Boone liked wandering through Kentucky. In 1775, Colonel Richard Henderson of North Carolina hired Boone. His job was to lead 30 workers in making a road for people to follow into Kentucky. Henderson had bought the land of Kentucky from the Cherokee. Boone's team cut down trees to make a trail called the Wilderness Road. When the road was finished, the men built a **fort** along the Kentucky River and named it after Boone. They called the new town Boonesborough.

Who Owns the Land?

Henderson wanted a lot of families to move to Kentucky so he could sell them land. However, the British decided Henderson did not own Kentucky.

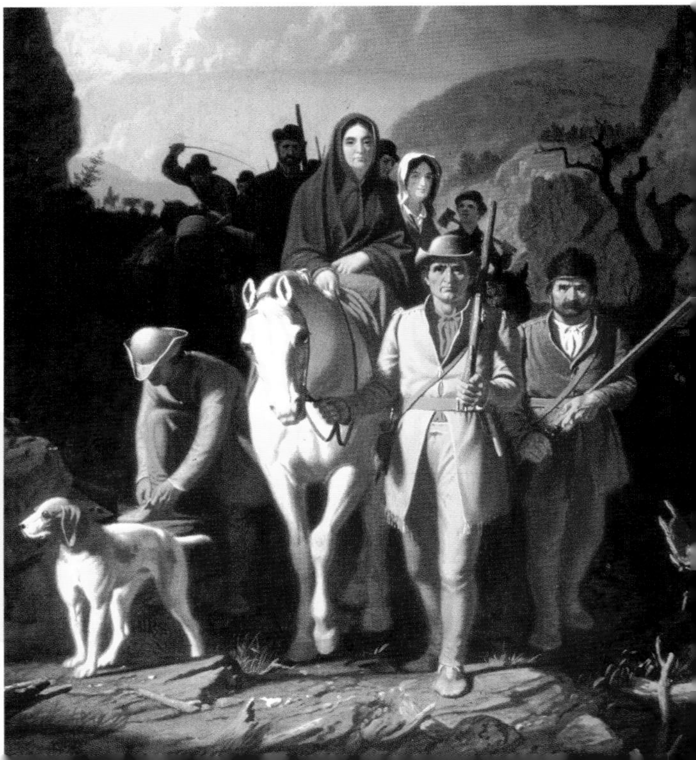

Boone led a group of settlers to their new home in Boonesborough.

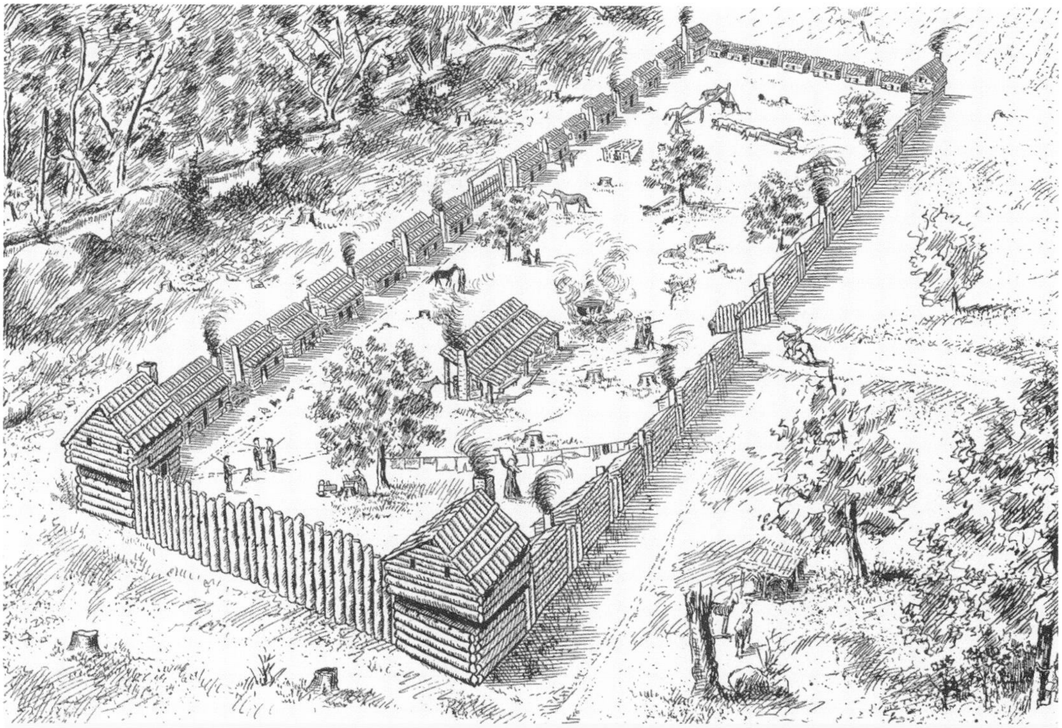

About 80 people settled in Boonesborough. They built a fort to keep out people who did not belong there.

The king of Great Britain did not want the American **colonists** to cross the Appalachian Mountains that divided Virginia and Kentucky. But families in the colonies wanted to live in Kentucky with its beautiful land and many animals to hunt. In September of 1775, Boone brought his family to Boonesborough to start a new life.

Jemima

Soon after the Boone family moved to Kentucky, Boone's daughter Jemima was kidnapped. Three Shawnee and two Cherokee **braves** captured Jemima and two other girls, Fanny and Betsy Callaway, while they were floating down the river in a canoe. The braves tried to take the girls to their village. The girls pretended they could not ride horses. They kept falling off to slow down the Native Americans. The girls also ripped some of their clothes and left pieces on bushes so Boone would be able to follow their trail.

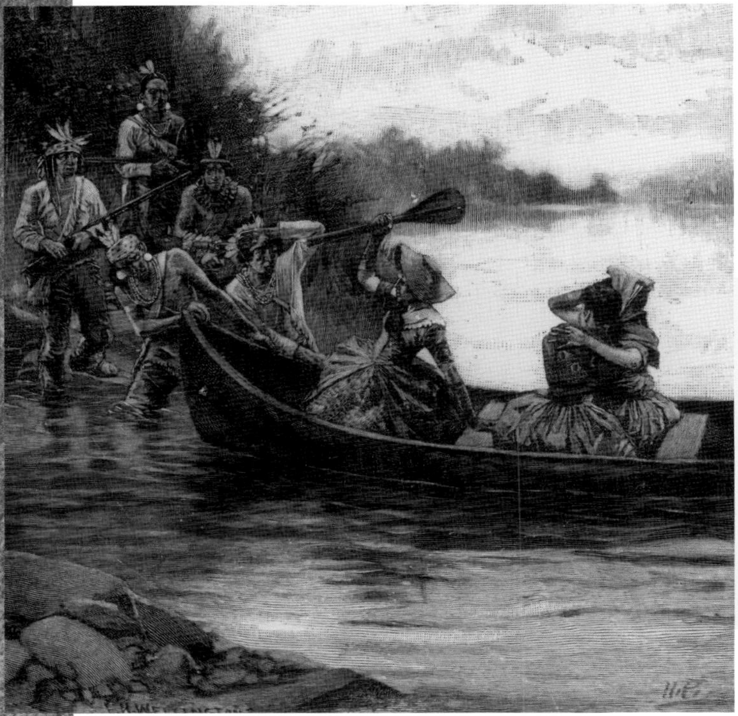

Before they could rescue their daughters, Boone and Capt. Callaway were caught by Shawnee Indians.

Boone and other men of Boonesborough went after the girls. One of the men found the girls' clothing trail. After three days, Boone and the men caught the kidnappers. From a distance away, Boone was able to kill one of the braves. The other men with Boone rushed in and brought the girls back.

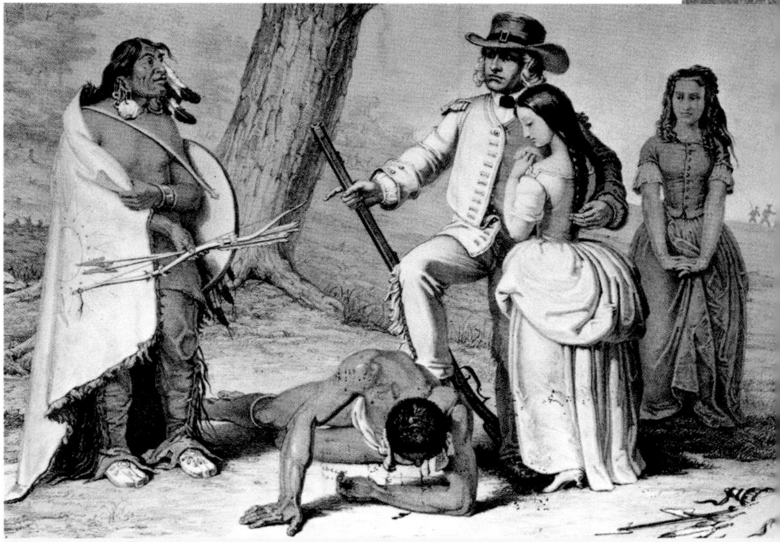

Boone rescued his daughter and the Callaway girls and brought them home to Boonesborough.

Betsy's Tomahawk

One of the braves threw a tomahawk at the girls as they were escaping. Betsy Callaway picked it up and took it with her. This tomahawk was handed down in the family through the years and is now on display at the Nathan Boone home in St. Charles County, Missouri.

Saving Boonesborough

In February 1778, the Shawnee captured Boone as he and a group of men were mining salt. They were taken to the village of Chief Black Fish. A member of the village, Captain Will, had kidnapped Boone eight years earlier. Boone had spent years talking and listening to Native Americans of many tribes. He knew how to deal with the Shawnee and Delaware tribes. Chief Black Fish grew to like Boone and adopted Boone as his son. Boone was kept in the village for four months.

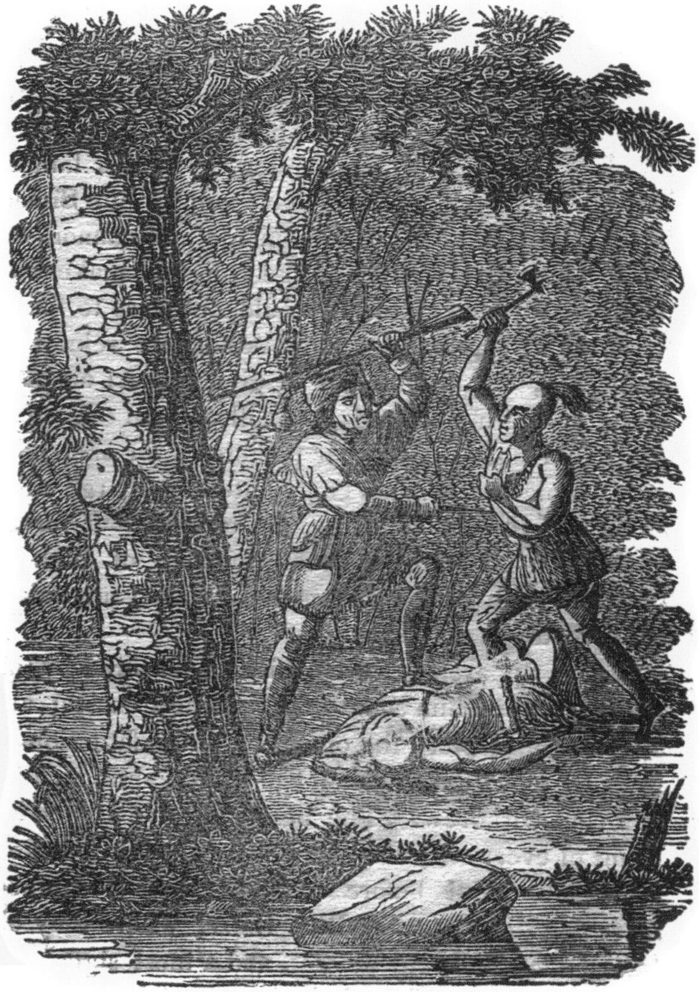

Even though Boone usually got along well with Native Americans, fights did sometimes break out.

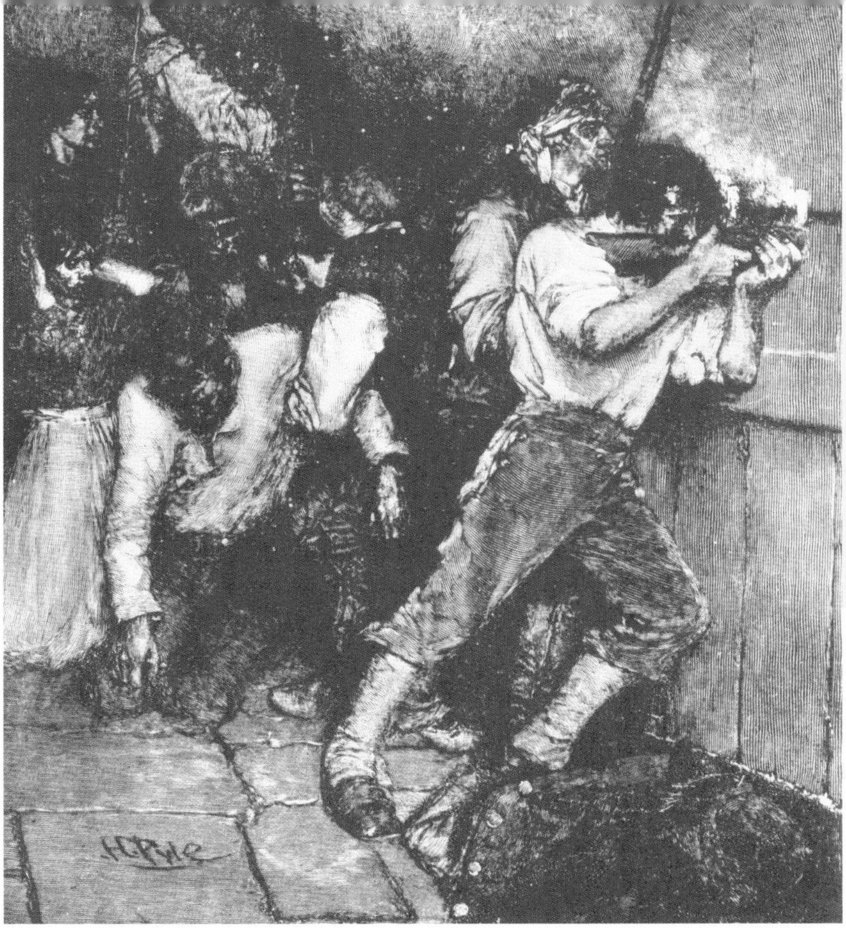

The people of Booneborough had to defend themselves against Native American attacks.

Boone did not know it, but Chief Black Fish was planning to capture Boonesborough. Chief Black Fish wanted Boone to get his neighbors to **surrender** peacefully. Boone learned of the plan, and escaped from Chief Black Fish six weeks later. Boone traveled over 160 miles (256 kilometers) in four days to get back to Boonesborough. Boone led the men of Boonesborough to victory when the Shawnee attacked the **fort.**

Missouri

After the **Revolutionary War** (1775–1783), one of the ways Boone made money was by **surveying** the land of Kentucky. Boone became famous to the people of the United States when John Filson wrote a book about him in 1784. The British poet Lord Byron included Boone in his poem "Don Juan." In the fall of 1799, Boone, Rebecca, and several members of their family canoed their way to a new home in Missouri.

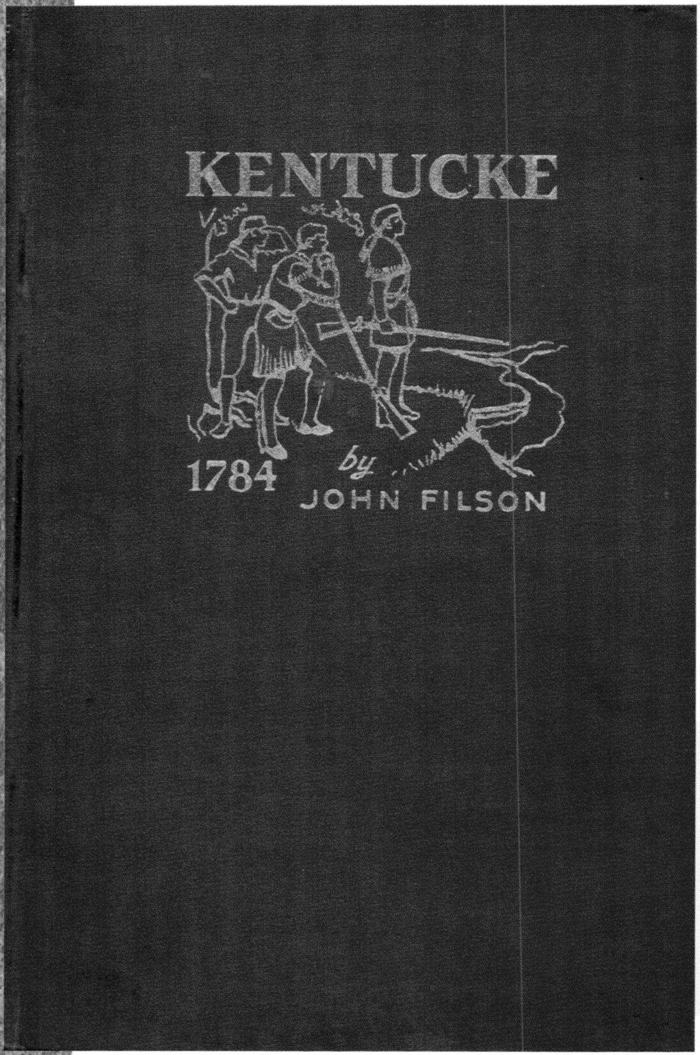

This is the cover of the book *Kentucke and the Adventures of Col. Daniel Boone* by John Filson.

At that time, the country of Spain owned Missouri. Spain felt it was an **honor** to have someone as famous as Daniel Boone move to Missouri. Spain gave Boone free land. Spain also made him a syndic, which is like a judge. The people of Missouri would come talk to Boone, and he would settle their arguments. Boone lived there until his death on September 26, 1820.

United States, 1783

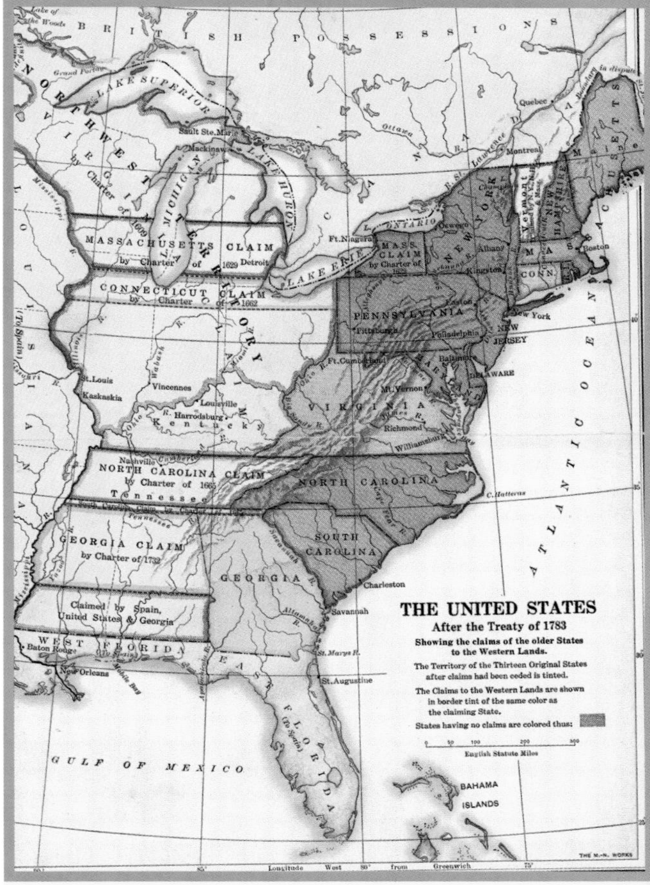

The land of the United States was divided up into territories that eventually became states.

Home Forever

The people of Kentucky wanted Boone to be buried in their state. The bodies of Boone and Rebecca were moved to Kentucky in 1845 and buried in Frankfort, the state capital.

Remembering Boone

Boone respected the Native American tribes of America. He learned many things from Native Americans in his life. Some people who study history say that Boone thought like a Native American because he knew what they would do before they did it. Boone understood what they were thinking because the things that were important to them were important to him as well. He loved to hunt and wander through new places. Boone, like the Native Americans, believed that land was a great gift for everyone to use and enjoy.

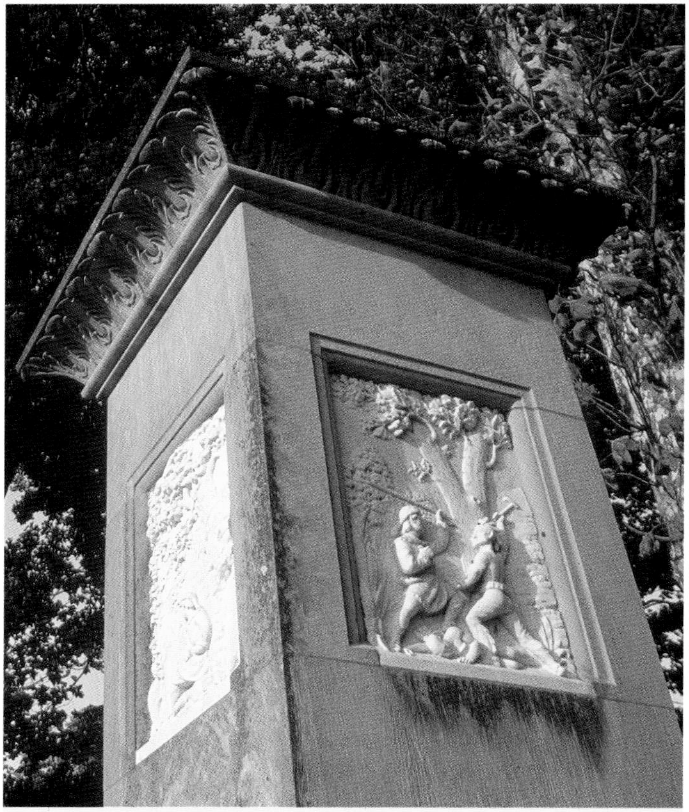

The gravesite of Daniel and Rebecca Boone is in Frankfort, Kentucky.

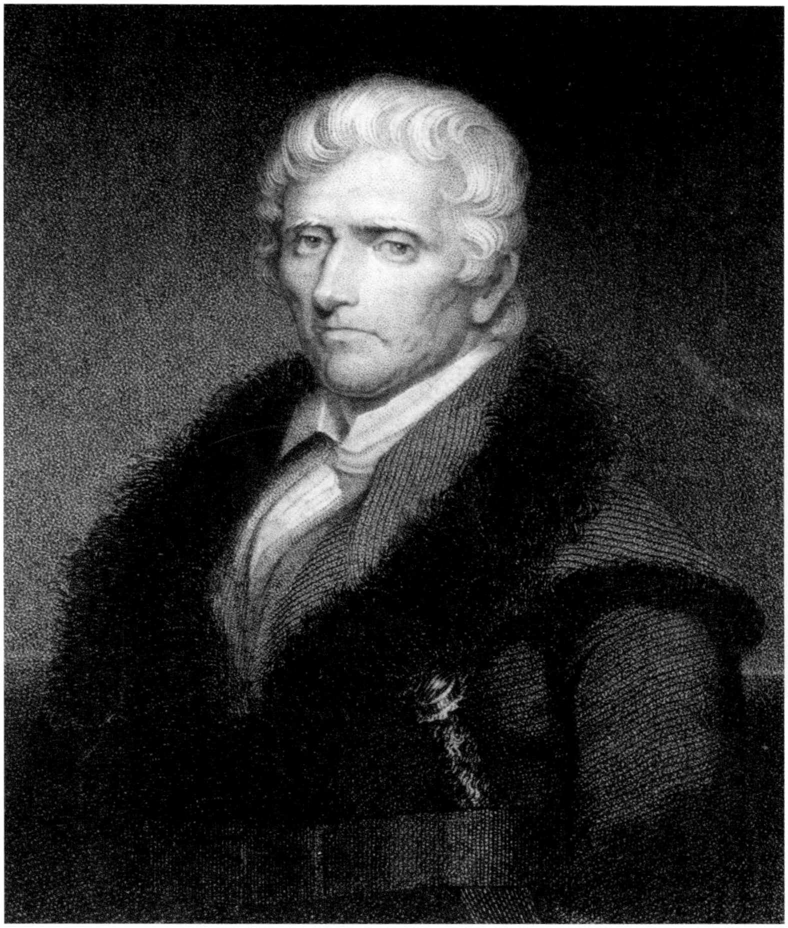

Daniel Boone was known as one of the greatest frontiersmen to ever live.

Daniel Boone should be remembered for many reasons. He was an honest man. When Daniel talked to others, they knew they could trust him. Daniel bravely risked his life to save the lives of the settlers in Boonesborough. Daniel wandered to new places in the United States and led others to live there. Daniel showed the spirit of the new country by moving west and forming new towns. He was a true **frontiersman.**

Glossary

blacksmith person who makes things out of iron by heating and hammering it

brave Native American warrior

colony group of people who moved to another land but were still ruled by the country from which they moved. People who lived in a colony were called *colonists.*

expedition journey taken for a special purpose

expelled told to leave

fort strong building used for defense against enemy attack

frontiersman person who explores unsettled areas, particularly in the United States

honor make special and important

militia group of soldiers called to fight in an emergency

religion system of beliefs

Revolutionary War war from 1775 to 1783 in which the American colonists won freedom from Great Britain

surrender give oneself to someone else of higher power

surveying measuring and mapping land

weaver someone who makes cloth by lacing together strands of material

More Books to Read

Alter, Judy. *Daniel Boone.* Chanhassen, Minn.: The Child's World, Inc., 2002.

Boraas, Tracy. *Daniel Boone.* Mankato, Minn.: Capstone Press, 2002.

Johnston, Marianne. *Daniel Boone.* New York: Rosen Publishing Group, 2001.

Riehecky, Janet. *Daniel Boone.* Chicago: Raintree, 2002.

Santella, Andrew. *Daniel Boone and the Cumberland Gap.* New York: Scholastic Library, 2002.

Places to Visit

Daniel Boone National Forest
1700 Bypass Road
Winchester, KY 40391
Visitor Information: (859) 745-3100

Daniel Boone Homestead
500 Daniel Boone Road
Birdsboro, PA 19508
Visitor Information: (610) 582-4900

Boonesfield Village
1868 Highway F
Defiance, MO 63341
Visitor Information: (636) 798-2005

Index